スピリチュアルケアを語る

第三集

臨床的教育法の試み

窪寺俊之・伊藤高章・谷山洋三［編著］

関西学院大学出版会

スピリチュアルケアを語る　第三集

——臨床的教育法の試み

読者の皆さんへ

此のたび『スピリチュアルケアを語る　第三集』を発刊できることを嬉しく存じます。すでに『スピリチュアルケアを語る』と『続・スピリチュアルケアを語る』を公刊してきました。今回は、『スピリチュアルケアを語る　第三集——臨床的教育法の試み』といたしました。スピリチュアルケアに関わる人の人材養成のプログラムに焦点を当てました。スピリチュアルケアに関わる人材養成が、今、急務になっているからです。スピリチュアルケアに関心をもち実践への動機もしっかりしている人でも、適切な準備は不可欠です。個人的経験や知識だけではスピリチュアルケアの現場の重責を果たすことはできません。

「臨床的教育法の試み」と副題をつけた理由は、「臨床牧会教育」という教育方法の紹介を意図したからです。臨床現場でスピリチュアルケア・ワーカーとして働く事を目指す専門職養成のために「臨床牧会教育」（CPE）という方法が有効だと考えています。このCPEはアメリカでは神学教育の一端としてはじまったのが一九二五年です。また第一回牧会訓練全国会議が開催されたのが一九四四年ですから、七〇年以上の歴史をもっています。日本でも一時行なわれたことがありましたが、しばらく途絶えていました。今、神学教育の枠を超えてスピリチュアルケア・ワーカーの養成プログラムとして新たに動き始めました。今回の第三集は、スピリチュアルケア・ワーカーとして働くことを願っている方にその訓練の中身を理解していただくことを目的にしました。そこで、ＣＰＥのアメリカと日本の歴史、ＣＰＥの養成プログラムの内容、日本での養成プログラムをとった体験報告、またアメリカでの訓練体験などを、三部構成にまとめました。

この書物がＣＰＥの全体像を理解する助けとなることを期待しています。特に専門職としてのスピリチュアルケア・ワーカーになることを目指している方々に、ＣＰＥの具体的プログラムとその体験を知っていただくように具体的内容が書かれています。この書物が日本のスピリチュアルケア・ワーカー養成のプログラム形成に益することを期待しています。

今回も、関西学院大学出版会の田中直哉さんには、編集と出版のためにご配慮いただきました。感謝してお礼を申し上げたいと思います。

編著者　窪寺俊之

目次

I

ＣＰＥの歴史と理論

第1章　臨床牧会教育の歴史――アメリカでの初期の状況

窪寺俊之

一　はじめに

ここでは、臨床牧会教育（Clinical Pastoral Education=CPE、以下ＣＰＥ）の歴史を振り返って、どのような人達が、どのような目的をもって、このＣＰＥを形成していったかを紹介します。

日本でも、ＣＰＥは認識され始めてきました。かつてはその名前さえ馴染みがありませんでしたが、徐々に名前が知られて、現在では、その重要性や意味が神学教育の中で認識され始めています。特に、信徒の高齢化や信徒の抱える心理的問題の複雑さが牧師の高い牧会配慮能力を求めるようになっていますが、それもＣＰＥへの関心を持たせた一因です。牧師が説教だけをしていれば勤めが果たせるわけではなく、複雑化する社会で心身霊共に疲れ果てて傷付いた人たちのケアを担うには、専門的知識や技術が求められます。それに加えて傷付いた人達をまず受け入れ、その人達の心の叫びに耳を傾けられる人格的寛容さと成熟さが求められるようになりました。その結果、牧師の高い牧会配慮能力の養成が緊急課題になったのです。

さて、牧会配慮能力の高い牧師の育成には、机に坐っての勉強では充分ではなく、牧師自身を直接扱う教育が必要です。一般に神学教育が教室での知識教育であるとすれば、ＣＰＥは臨床の場で、牧師が体験する自分自身を教材にする体験教育です。牧師自身の生い立ちや両親や兄妹たちとの関係、あるいは人生での大きな経験、宗教との出会い、人との信頼関係の作り方などを、スーパーバイザー（ＣＰＥの指導者、以下ＳＶ）や同僚の助けを受けながら吟味し自己理解を深め、自分自身を受け止め直す作業をする教育です。

日本の神学教育では、このようなＣＰＥが充分に取り入れられているとは言えません。また、このプログラムを担当できる専門の教員も少なく、ほとんどの神学校ではカリキュラム化されていません。しかし、牧会現場に出た牧師や介護・福祉現場で働くチャプレン、あるいは教育機関で働く教務教師たちの間から、スーパービジョンを受けながら、自分自身を振り返り、新たな使命観をもって臨床現場で奉仕したいという希望があります。また、教会に遣わされてみことばの奉仕に就き、病人の訪問、信徒の個人的問題の相談にのりながら、自分自身の弱点に気付かされて、スーパービジョンの必要を感じた牧師も多くいます。

更に、筆者自身が教えたＣＰＥ受講生の感想文には、自分自身をしっかりと見つめることが出来、将来の牧会の助けになると語っています。

このようなＣＰＥ教育は、日本では東京の聖路加国際病院や大阪の淀川キリスト教病院でも先駆的働きが三〇年前に為されました。この点については、日本のＣＰＥの草分けである西垣二一氏の第2章「日本に於ける臨床牧会教育の初期の記録」を参照されたい。この教育は一時途絶えていましたが、最近、このような教育の重要性がスピリチュアルケア・ワーカーの養成にとって重要であると認識されて新たに幾つかの病院で実施されるようになりました。たとえば、大阪府堺市の市立堺病院や医療法人府中病院で行なわれています。このような病院でのＣＰＥは実験的試みです。その内容については、伊藤高章氏の第３章「臨床スピリチュアルケア専門職養成」、谷山洋三氏の第４章「スーパーバイザーズ・レポートの意義」、山本佳世子氏の第５章「日本でのＣＰＥプログラムの内容と体験」、中英子氏の第６章「パスク専門職研修を体験して」、打本未来氏の第７章「臨床スピリチュアルケア協会の研修におけるオブザーバーの意味」を参照されたい。現在、アメリカでＣＰＥに参加しいている出口尚弘氏が第８章「ハワイでの臨床牧会実習」を書いています。またアメリカと日本のＣＰＥの体験の比較は、小西達也氏と瀬良信勝氏と窪寺で鼎談の形で第９章「アメリカと日本のＣＰＥを語る」を載せています。この他、ＣＰＥの経験がケアの実際でどう生かされているかに関心がある方は橋本富美子氏の第10章「『触れる』とスピリチュアルケア」をお読みください。

このような臨床現場を教育の場とし、牧師自身を教材とする教育が今、日本でも本格的に取り入れられ始めています。

ここではアメリカでのＣＰＥの歴史を紹介しながら、我が国でもこのような教育の必要性があることを考えたいと思います。資料は、アメリカのＣＰＥの本部が開いている公式のホームページや、Rodney J. Hunter, ed. “Dictionary of Pastoral Care and Counseling,” Abingdon press.1990を用いました。このような教育の方法が、今後、牧会、医療、看護、介護、教育など広い分野で働く人達の教育にとっても大きな助けになることを期待しています。

二　歴史

アメリカのCPEの歴史を紹介しているE・E・ソーントン（E.E. Thornton）は、その歴史を三期に分けて紹介しています。[注1] 第一期　草創期　一九二三―一九四四年、第二期　発展期　一九四四―一九八四年、第三期　協力・合体期　一九八四年以降です。

(1)　草創期　一九二三―一九四四年

①リチャード・C・キャボット（Richard C.Cabot, 1868-1939）

ソーントンは、草創期で記憶されるべき人物の一人として医師のリチャード・C・キャボット（Richard C.Cabot, 1868-1939）をあげています。キャボットは、ハーバード大学医学部で血液学や心臓病学を専門とした医師です。彼は、医療ソーシャルワークの教育にも関心をもちました。彼は医療ソーシャルワークの教育では、臨床的視点をもつこと、スーパービジョンを受けることの重要性を説きました。キャボットは一九二〇年にマサチューセッツ総合病院を退職して、ハーバード大学とアンドーバー・ニュートン神学校で倫理学を教えました。一九二五年には、「神学研究の歴史に臨床重視の年がくることを望む」（A Plea for a Clinical Year in the Course of Theological Study）という論文を発表して、CPEの啓蒙に大きな足跡を残した人物です。

②アントン・T・ボイセン（Anton T.Boisen, 1876-1965）

この草創期に働いた二人目の人物は、アントン・T・ボイセン（Anton T.Boisen, 1876-1965）です。ボイセンは生涯に四回精神病院に入院していますが、一九二〇―一九二一年まで精神病を発症して、マサチューセッツ州ウォーセスター市立精神病院（Worcester State Hospital, Worcester, MA.）に入院しました。ボイセンはこの時に、「宗教と医学を隔てている壁を破るために自分は召されている」と感じました。そして、ある種の統合失調症は魂の問題解決の鍵を提供すると確信をもちました。この病院の院長は、ウイリアムA・ブライアン医師（William A. Bryan）でしたが、ボイセンが退院後、ボイセンを病院付き牧師＝チャプレンとして迎えました。ボイセンは宗教と精神疾患との関係に関心をもった人です。特に危機体験は宗教と非常に関わっていることに気付きました。危機では人生が宙ぶらりんな状態になり、人生の最重要課題に思考も感情も集中すると感じました。そのような状態が創造性を生むのだと言います。そこで、一九二五年夏に最初のＣＰＥが、マサチューセッツ州ウォーセスター市立精神病院で四人の学生を招いて行なわれました。

③ウイリアム・S・ケラー（William S. Keller, 1883-1949）

もう一人は、医師のウイリアム・S・ケラー（William S. Keller, 1883-1949）です。ケラーはオハイオ州シンシナティ市の医師で熱心な聖公会の信者です。一九二三年の夏に実施したＣＰＥプログラムに五人の神学生を送り、臨床訓練を受けさせました。このプログラムは地味なプログラムでしたが、以後夏ごとに開催されました。ケラーは自ら基金の準備、広報活動をして聖公会の神学生をプログラムに招きました。ケラーは一九二七年に「神学生と補教師のための社会活動夏期講座」（The Summer Session in Social Service for

Theological Students and Junior Clergy）を発足させました。

キャボットとボイセンはボストン市で活躍を始めましたが、ケラーはシンシナティを中心に活動しました。ＣＰＥの組織化が出来たのは、シンシナティ市では一九二七年、ボストン市では一九三〇年です。一九三〇年になると臨床訓練委員会（The Council for Clinical Training）が立ち上がり、牧会訓練プログラムが作られました。

一九四四年には教会会議連合（The Federal Council of Churches）に連なる神学校校長、学長、代表者がピッツバーグに集合して、第一回臨床牧会訓練全国会議（National Conference of Clinical Pastoral Training）を開催しました。この全国会議はそれまでの地域ごとの活動を全国レベルの活動に発展させた記念すべき出来事でした。

（2）第二期　発展期　一九四四—一九八四年

一九四四年、第一回臨床牧会訓練全国会議が開催されましたが、これを切っ掛けにしてＣＰＥプログラムの標準化についての継続的議論がされました。一九五三年になると、ＣＰＥのプログラムの一応のコンセンサスが得られました。更に、一九六七に臨床牧会教育協会（The Association for Clinical Pastoral Education）が設立されました。それまでに別々の組織として独自の活動を四〇年間ほど続けて来ましたが、それが一緒になりました。この新しい協会には神学生の臨床訓練委員会（Council for Clinical Training of Theological Students）、牧会配慮研究所（the Institute of Pastoral Care）、ルーテル教会の牧会配慮教育委員会（the

Lutheran Advisory Council on Pastoral Care）、南バプテスト教会臨床牧会教育協会（the Southern Baptist Association of Clinical Pastoral Education）などが加わって大きな組織になりました。

この協会の活動内容は、ＣＰＥの提供でしたが、その中身は、神学教育、牧会訓練、学校等のチャプレン養成、牧会カウンセラーの養成、ＣＰＥスーパーバイザーの養成と認定などです。

（３）第三期　協力・統合期　一九八四年以降

ＣＰＥは、元来、神学生や牧師養成プログラムとして出発しましたが、この時期になると健康保健やソーシャルワーク、刑務所で活動する人達へのプログラムとして拡大していきました。ＣＰＥプログラムへの参加者は格段と多様化していきましたが、プログラムの内容は以前と変わらず、神学的色彩を堅持され続けました。例えば、参加者はそれぞれの教会、教派がもつ神学的立場を大切にしながら、ＣＰＥの教育プログラムでは、特に宗教的な面での差別化はしませんでした。また、ＣＰＥでは机に坐っての神学研究をするのではなく、自分自身の生きた経験（a living human documents）が教科書となる点も確立していきました。また、ＣＰＥでは、スーパービジョンを重視する基本的立場もこの時期に確立していきました。

三　特徴

ＣＰＥは牧会や医療・福祉の現場で生きています。ＣＰＥを神学教育の中に導入した点で大きな貢献をしています。ＣＰＥは神学的知識を教えるものではありません。人間の経験を教材にしながら解釈する方法を教えるものです。実際には、一定の神学的考えをもって始まりますが、自分が経験した出来事やケースをあるがままに分析検討し、それに行動科学の知識や自分自身の考えと対話させて、更には、神学的に検討を加えて、最後に牧会の現場で役立てるのです。いくつかの特徴をあげますと、次のようになります。

⑴教育の場は、学校の教室だけに限らず、臨床現場が教室になります。たとえば、病院、健康保健施設、大学、子供の施設、退役軍人の施設、ホスピス、精神病院、地域にある介護施設、一般的職場、老人施設、リハビリテーション施設、教会、刑務所などが用いられました。生きた人間と出会う場が教育の場となるのがＣＰＥの特徴の一つです。

⑵教材にはＣＰＥ参加者たちの「生きた人間の経験」が用いられました。「生きた人間の経験」とは、ケアを受ける人もケアを行なう人自身も研究の対象となることを示しています。教育の場で体験する感情、情緒の揺れが教材として扱われました。参加者は自分のあるがままの体験を開示し、それに対してＳＶや同僚からのレスポンスを受け、自分の姿を知らされ、自己理解を深め、グループに支えられながら、自己受容するプログ

ラムです。自己開示に伴う苦しい体験もグループの力によって癒される体験ともなります。

(3)ＣＰＥの中心の一つは、スーパービジョンです。ＳＶの役割はプログラムの作成、訓練センターの認定、受講生の単位認定などの働きをします。

ＳＶはグループの流れに配慮しつつ、グループで生きた体験をし、お互いに支え合う体験をするように促すことです。

(4)逐語録とケース・カウンファランス（ケース検討会）

ＣＰＥでの逐語録のプログラムは、一九三〇年代にラッスル・ディックスがはじめました。患者との会話を受講生が思い出すままに書き留めます。この逐語録を使ってケース・カウンファランスを行いますが、この目的の一つは患者との会話の内容を多角的視点から検討することで、ケース提供者の心の動きを探りながら、患者との適切な対話能力を高めるのに役立てます。逐語録に代わって、録音テープや撮影したビデオを使うところもあります。

逐語録法とは少し異なりますが、ケーススタディ法は、ボイセンやキャボットが一九二〇年代に開発したものです。また、一九三〇年代になると、ポール・Ｅ・ジョンソンらが、ボストンで「キャボット・クラブ」という名のクラブを主催して、医学教育でのカウンファランスで実際用いていた方法を学んで、ケーススタディを行ないました。この会では多角的視点から牧会の業を検討し、長期的視野でケースを検討しました。牧会計画を立てる時、科学的視点と神学的視点の両方から検討しました。

ＣＰＥでの逐語録もケースカンファランスも、ＣＰＥでは中心的教育法です。このような生《なま》の臨床体験がＣＰＥで重んじられた理由は、私たちの経験を通じて神学的理解を深めるべきであること、また、神との関係は一方通行ではなく対話的であるという考え方があったからです。

四　臨床牧会教育の目的

以上のように、ＣＰＥはアメリカで神学教育の中で誕生して、その方法を確立していきました。では、ＣＰＥの目的は何だったのでしょうか。六つのことがあげられます。

①牧師のアイデンティティの確立

ＣＰＥの第一の目的は、牧師や神学生のアイデンティティの確立です。牧会では牧師の使命観、つまり牧師としての積極的意識が必要です。具体的には、神の代理人としての意識、信仰共同体の一員という意識、宗教的伝統の伝達者としての意識、牧師としての責任感などを育てることが重要です。

②人間関係能力

ＣＰＥでは人間関係能力を重視してきました。例えば、一九三一年代ラッッスル・デックスは逐語録を採用して対話力を養い育てるのに役立てました。一九四〇年代になるとカール・ロジャースの来談者中心療法を取り入れ、一九五〇年代になると感受性訓練やエンカウンター・グループの手法を取り入れて人間関係を作る方法を学びました。そこでは積極的傾聴、コンフロンテーション（対峙）などの技法を取り入れました。このような手法を取り入れることで、コミュニケーション力や人間の真実に触れる方法を模索してきました。ＣＰＥでは三つの関係を大切にしてきました。第一は、一対一のケア関係、第二は、小グループでのサポートと成長を促す関係（ＩＰＲグループと呼ばれた）、第三は、ＣＰＥの実施されている病院や施設にいる専門職の人達との信頼関係の形成です。このような多様な人々との関係能力を重視してきました。

③専門的能力を高めること

ＣＰＥは人格的成長と専門職としての能力の向上に努めています。ＣＰＥの基礎コースではどのような場でも牧会配慮が出来るような基本的能力を身に付けることを目指しています。上級コースに進むにつれて特定の必要に応えられるようなプログラムになっています。ケアする人に期待されていることは、他職種の専門家にも求められる高度な専門的能力です。[注2] このようにＣＰＥプログラムでは、三つのコースが用意されていて、基礎コース、上級コース、ＳＶ養成コースです。

④神学と牧会の統合

ＣＰＥでは神学と牧会との一体化が目指されました（牧会の神学化）。しかし、この作業は非常に困難がありました。その理由は理性や知性を中心とした伝統的神学は、個人的経験や感覚を重視するＣＰＥとは馴染まなかったからです。このような相違点はありますが、ＣＰＥの初期にはＰ・ティリッヒの神学や一九六〇年代になるとプロセス神学などから学ぶことが多くありました。一九七〇年代に入ると現象学がＣＰＥに影響を与えました。一九八〇年代には、ナラティブ神学やチャールス・ガーキンの解釈学的方法論などが影響力をもちました。

⑤少数者への配慮

ＡＣＰＥが設立した後の一九六七から七七年の一〇年間には、ＣＰＥのプログラムの中で少数者のニーズにどう応えるかという問題が起きました。一九六〇年代にはアフリカ系アメリカ人へのケアが、一九七〇年代には女性問題が、一九七七年代には、医療倫理、障害者問題、性の問題、独身者、ホスピス患者、精神障害者などの問題が上がりました。また、ＣＰＥの中でゲイやレスビアンの学生をどの様にスーパーバイズするかの問題も起きました。留学生や貧困者、夫婦へのＣＰＥについても注目を集めました。また、宗教を異にする人たちへのケアも問題になりました。このように少数者へのケアがＣＰＥの課題になりました。

⑥スピリチュアル・ガイダンス

一九七六年のＡＣＰＥの大会でヘンリー・ナウエンが講演をしたことで、霊的生活への関心が高まりました。この時の講演は、The Living Reminder（1977）となって出版されました。ＳＶの中には、神学生たちが神との関係を確立するための方法を考え出した人もいます。ＣＰＥでの霊的成長を科学的に研究した研究も出ました。しかし、生活上の問題と霊的なことの両者をきちっと扱って牧会配慮や牧会カウンセリングを再構築する学問はまだ充分に出来上がっていません。振り返ってみると、初期にはサイコ・ダイナミックスやサイコ・セラピー的側面が強調されすぎた為に、霊的成長やスピリチュアル・ガイダンスが省みられなかったこともあります。しかし、ＣＰＥでは、スピリチュアルな生活の大切さを重要視してきました。

五　まとめ

アメリカのＣＰＥの簡単な歴史を振り返ってきました。一九二〇年代に神学教育の一環として、生きた体験を直接教材として扱う教育方法として始まりました。精神的病で入院したチャプレンのボイセンの経験や、スーパービジョンの必要を感じた医師のキャボットの願いが、アメリカのＣＰＥの根本にはあります。

それは、抽象的神学を学ぶことではなく、今、ここに生きる自分の体験を直接教材にして、グループで開示し、互いに共有し、支え合うことから学ぶ体験教育です。臨床現場で経験する不安、恐れ、怒り、無力感、挫折感を正直に言葉にする作業には、ＳＶやグループの仲間を必要とします。

よい意味での自尊心のない人も、あるいは過剰な自尊心をもつ人も、臨床現場の厳しい状況に押しつぶされることもあります。また、人との対話能力を試されることも多くあります。ＣＰＥは自分自身の内的経験をしっかりと見直し、受け止め直す作業です。過剰な召命感や使命観が、教会員との心理的距離を生み出して牧会上のトラブルの原因になることもあります。また、弱い自己像や隠れた不安が、信徒と接近することを避けさせる原因になることもあります。ＣＰＥは、自分一人では向き合うことができない自分と向き合う手助けを与えてくれます。また、不安の中で自分を超える神がどのように自分に語りかけているかを実感する機会となります。このような実感の中で、人への信頼を経験し、生きた神を体験します。このようなＣＰＥは神学教育のもならず、高齢者、患者、子供達、離婚者に関わるケア者にとって、最も深いところで自分を立て直す機会となると信じています。

【参考文献】

Rodney J. Hunter, "Dictionary of Pastoral Care and Counseling," Abington press,1990.

〈ＷＥＢ〉

http://www.acpe.edu/JPCandC.html

http://www.acpe.edu/cpehistory.htm

【注】

注1　Rodney J. Hunter. Dictionary of Pastoral Care and Counseling. Abington, pp.117-182.

注2　ゲシュタルト療法、遊戯療法、催眠療法、家族療法、スピリチュアル・セミナー、アート療法などが、牧師や神学生の個人的成長や専門家としての技能の向上に益すると考えられて注目された。

第2章　日本に於ける臨床牧会教育の初期の記録――第一回より第五回まで

西垣二一

一　はじめに

編者より筆者に与えられている指示は、戦後の日本における臨床牧会教育（以下ＣＰＥ）の始まりの頃の様子を書く事です。戦後六五年以上も経過し、当時指導者として活躍された先輩方が、高齢化でだんだんと少なくなっている時代になりましたので、記録を残す意味で、筆者の手元にある資料を駆使して知る限りの範囲で、以下に記してみます。このような機会が与えられて、日本に於けるＣＰＥの初期の記録を公表出来ることを感謝しています。

二　敗戦後の日本におけるカウンセリングの発達寸描

世界の諸大国を相手に戦った第二次世界大戦で敗戦に追い込まれた日本では、戦前・戦中の天皇を中心とした皇民教育に代わって、戦後日本の再建の基盤となるのは民主主義ですが、その目的へ向かうための方法は何処にあるのかについて、教育界は大そう苦悩していました。当時精神医学は、日本の医学教育の中では片隅の小さな存在で、ましてやカウンセリングは学問領域としてはまだ真剣に取り上げられていませんでした。ところがアメリカでは、戦前・戦中からカウンセグリンが非常な勢いで社会全体に拡がって利用されており、その影響もあって日本でも、精神医療、社会福祉や教育の領域で少しずつ研究され、用い始められていました。この新しい領域を何と呼ぶかに関しては、いろいろな意見があり、「相談心理学」「指導心理学」などの呼称も用いられましたが、いずれもその本質に適さないので、結局英語をそのまま片仮名書きにして「カウンセリング」として用いるようになった経緯があります。

当時風靡していたのはカール・R・ロージァスが主唱した非指示的（Non-Directive）クライエント中心療法（Client-Centered　Therapy）と称せられるものでした。一九四〇年代半ばから六〇年代前半までの間、この療法は燎原の火のように拡がり、アメリカのカウンセリングや精神医療の領域では、大変広い影響力を持っていました。現在では古典的名著とさえ称せられているセワード・ヒルトナー著の『牧会カウンセリング』の中でも、この理論は巾広く用いられています。一九六六年になってハワード・クラインベルが、彼の著『牧会カウンセリングの基礎理論と実際』において、我々はポスト・ロージァス時代に入ったと初めて宣言しましたが、このクライエント中心療法は日本でも注目され、友田不二男氏や伊東博氏などによって研究されていました。シカゴ大学のロージァスの下で学んだローガン・J・フォックス氏が、茨城キリスト教大學に宣教師となって着任され、日本の研究者らと共同で研究され始めてから、非指示的クライエント中心療法は、日本でも非常な勢いで発展し始めました。その様な状況の下で一九六一年夏、日本政府の法務省、産業訓練協会と茨城キリスト教大學の共催でカール・ロージァスを日本に招いて、東京、京都、神戸などで六週間に亘ってワークショップが開かれました。その効果もあってカウンセリングは、日本の学校教育に於いて一層広い影響力を持つに到りました。カール・ロージァスの訪日は六〇年安保の前であり、その後日本の社会状況の急激な変化のせいもあってあまり広く伝えられていませんが、日本のカウンセリング発展史の中の重要な一こまで、それが宣教師を中心とした招きによって実現したことは、日本のキリスト教関係者には、関連のある事実の一こまです。

精神医学は、戦前の日本の医学教育の中で少しずつ取り入れられていましたが、敗戦後の日本では、アメリカからの影響もあり、その研究や教育が着実に広がり、欧米の名著が次々と翻訳出版され始めました。フロイトの代表的著作『精神分析入門』が丸井清泰によって翻訳され日本教文社から出版されたのは一九五二年（昭和二七）で、続いてアドラーの『現代人の心理構造』（一九五七年 昭和三二）やユングの著作も続々と訳出されました。またアメリカの精神分析医カール・メニンジャーの『おのれに背くもの』他の三部作が、若者達の興味を惹きつけていました。キリスト教信仰と人間の心理との関係については、D・E・ロバーツ著“Psychotherapy and A Christian View of Man”が気仙三二氏によって『精神の治療と人間の救済』と題して日本基督教団出版局から翻訳出版されたのは一九六六年になってからでした。その後、赤星 進著『精神医療と福音』（聖文舎）やパウル・トゥルニエ著、赤星　進訳『聖書と医学』（聖文舎　一九七〇年一月）の著書なども出版され、日本人の精神構造分析に関する名著である土居健郎著『甘えの構造』（弘文堂）が出版されたのは一九七一（昭四六）年でした。

三　牧会カウンセリング協会の設立

このような雰囲気の中で、日本人牧師でアメリカへ留学し、当時のアメリカ神学校で広く発展しつつあった牧会カウンセリングを学び、帰朝してその必要性を痛感しておられた三永恭平氏や気仙三二氏らを中心とする東京近辺の牧師が相集って研究を始め「日本牧会カウンセリング研究会」を立ち上げて活動を始めました。同研究会は、一九六三年二月一日東京銀座教会で講演会を開催し、東京神学大学学長桑田秀延氏による「神学と牧会カウンセリング」、キリスト者の精神科医　赤星進氏による「医学と牧会カウンセリング」、気仙三二氏による「牧会心理学・その歴史と将来」の三本の講演を公開し、それらの要約を纏めて一九六三年九月一〇日に、研究会報第一号を発行しました。また二月の同じ席において、日本牧会カウンセリング協会の設立が決議されました。この会の当時の会則も筆者の手元に残っていますが、掲載スペースがなく紹介できないのが残念です。

東京で開設された牧会カウンセリング研究会は、発展的解消して日本牧会カウンセリング協会となり、一九六四年には関西にも支部が活動を開始し、関東と関西の両支部は、それぞれ別個に活発な研究活動を展開しました。関東部会では三永恭平氏と気仙三一氏が中心となって、当時聖ルカ病院チャプレン伊原泰男氏や有馬式夫氏らが協力して、聖ルカ病院、衣笠病院、東京衛星病院、吉祥寺病院、信愛病院などを会場として、研究会や例会を開いていました。しかし残念なことに設立以来中心として指導して来られた気仙氏は逝去され、三永氏も本年（二〇一〇年）五月に帰天され、有馬式夫氏にも連絡しましたが、関東支部の活動は明確に出来ませんでした。関西部会の活動については、筆者西垣が書記をしておりましたので克明な記録が残っています。後日どこかで公表する機会があれば幸いです。

『病む人と共に』は、日本の牧会カウンセリングの領域では、最初に出版された有力な文献ですが（一九六六年一〇月刊）、その副題が「病床牧会カウンセリング」であり、またその発行元が日本基督教団病床伝道委員会となっていることによっても分かるとおり、病床伝道との深い関わりの中で考えられて来ていました。同委員会は、日本基督教団の伝道委員会の一部門であるにも拘わらず、同会が主催するいろいろな会合には、他教派の関心者にも広く門戸を開き、病床にあって苦しむ人々へ手を差し伸べる働きを共有してきました。発足当初から三永氏は、このエキュメニカルな点を力説しておられます。この主張はアメリカに於いても同じで、牧会カウンセリングの発展の歴史には、キリスト教会の教派の垣根は存在しません。体と心を病む人たちへのイエスの愛と支えのミニストリーを届けようとする強い願いは、教派主義的な垣根を乗り越えて進展しています。更にこの主張は、現在でもスピリチュアルケアの従事者の間では強く、教派は勿論、宗教の相違さえも乗り越えています。二〇〇九年にフロリダで開かれた「スピリチュアルケアサミット09」には、米国全土のプロテスタントとカトリック教会からは勿論のこと、ユダヤ教、仏教、イスラム、からも参加者があり、二〇〇〇人近い大集会で、筆者も日本から参加して大きな刺激を受けました。

四　初期の日本版ＣＰＥの始まり

「臨床牧会教育」という言葉を筆者が初めて耳にしたのは、一九六一年春に開かれた日本基督教学会で発表された樋口和彦氏による「牧会カウンセリングについて」と題する研究発表においてでした。米国のアンドーバー・ニュートン神学校でそれを専攻された同氏は、この頃、同志社大学神学部基督教研究会刊の『基督教研究』やその他の学術雑誌に、しばしばこの領域に関係するテーマについて発表しておられます。このような下地の上に好機が到来しました。その辺りの事情について、前述の『病む人と共に』に掲載されている同氏による「臨床牧会訓練」と題する論文に端的に素描されています（同書一一九頁以下）。残念なことに、同書は既に廃刊されて久しく、若い同学の友には入手し難いと推測されますので、ここに該当する部分を最小限に引用しておきます。多少重複する部分がありますが、初期の貴重な文献ですので、ご一読下さい。

わが国においても、この訓練の必要性は考えられてきたが、最近に到るまで機は熟さなかった。東京神学大学のブラウニング博士、元京都バプテスト病院牧師ブラッドショウ氏などを中心に研究が進められてはいたが、一般的な関心は得られなかった。その後、アメリカにおいてこの分野の研究をして帰朝された東神大の三永恭平、青山学院の気仙三一、日本バプテスト連盟の近藤裕の諸氏に小生が加わって、一九五三年二月に日本牧会カウンセリング研究会が現日本聖書協会総主事の宮内俊三氏を会長として発足した。（註　原文は一九五三年となっていますが、これは「一九六三年」の誤植）これが、先ず東京で超教派、超神学校的存在として、相互の協力で活動が開始され、のちに日本牧会カウンセリング協会と改称して、臨床牧会訓練を目指したのでした。一九六四年三月、ちょうど日本基督教団の招きによって訪問教授として来日されたボストン大學教授ポール・ジョンソン氏の指導を得て、日本における最初の牧会臨床訓練が京都バプテスト病院にて一週間にわたって開催された。前記の諸氏のほかに聖公会ウィリャムス神学館の山田譲、日本バプテスト連盟ブラッドショウの諸氏がスーパーバイザーとして任にあたりました。プログラムとしてはまだ不完全な状態ではあったたが、受講者は四七名、講師二二名合計六九名の参加を得たのであった。

その後、日本牧会カウンセリング協会は研究会をかさね、関東部会のほかに新に帰朝された東神戸教会牧師、西垣二一、大阪キリスト教短大、山崎光夫の両氏等の指導で関西部会（部会長　西原　勇）が一九六四年に活動を開始した。将来、日本においても、この日本牧会カウンセリング協会の指導のもとに、またこれまで全国的に組織されている教団病床伝道委員会を中心として次第に牧会臨床訓練が回を重ねて、研究と教育の成果があげられることが望まれている（一四三―一四四頁）

五　日本版CPE第一回から第五回までの記述

当時日本では、まだCPEの概念や制度が確立しておらず、従って名称も「臨床牧会訓練」「牧会カウンセリング臨床研修会」などが混在して用いられていました。またCPEのスーパーバイザー（CPEの指導者、以下SV）は、アメリカで訓練を受けた人に限られていましたので、CPEの開催は東西の両支部の合同で協力せねばならない状況でした。また当時の日本の神学校ではCPEを教育カリキュラムに取り入れるまでになっておらず、訓練の主たる対象は在学中の神学生ではなく、すでに教会で責任を持って働いている現職の牧師・伝道師であり、従って訓練の期間も、アメリカのように夏季休暇中という訳には行かず、牧会の合間を縫って長くて一週間、短ければ二泊三日という時もありました。またその訓練を引き受ける病院は、キリスト教主義の病院に限られていましたが、それでも病院の支配者は医師であり、そこへ牧師が入っていって患者を訪問することには抵抗があり、会場を引き受けてくれる病院との交渉には、現在では計ることの出来ない苦労がありました。プログラムの内容は、関連する諸領域の中で、違った専門分野の講師による講義、病床訪問とその逐語記録、それに基づいた小グループにおける討議とグループディスカッションなどで、大綱においてはアメリカのプログラムに近いものでした。その他の諸要点について、現在私の手元にある記録に基づいて、筆者の簡単なコメントを入れながら列挙してみましょう。

第一回　一九六四年（昭和三九）三月九―一四日　場所　京都バプテスト病院

主　催　日本牧会カウンセリング協会　京都バプテスト病院
後　援　愛染橋病院　淀川キリスト教病院　聖バルナバ病院　大阪暁明館病院
　　　　近江サナトリアム病院　パルモア病院　キリスト者医科連盟
協　賛　日本基督教団病床伝道委員会　日本基督教団京都・大阪・兵庫各教区病伝道委員会
　　　　バプテスト連盟及び日本聖公会関係部署
指導者　ポール・E・ジョンソン（ボストン大學教授）　ウィリアム・ダグラス（ボストン大學助教授）
　　　　宮内俊三（教団病床伝道委員長、日本牧会カウンセリング協会会長）
　　　　F・C・クラーク（バプテスト病院院長）　石井晴美（バプテスト病院チャプレン）
　　　　＊三永恭平（東京神学大学講師・永福町教会牧師）　＊気仙三一（青山学院大学講師・曙教会牧師）
　　　　＊近藤裕（バプテスト宣教研究所・百合丘教会牧師）　＊M・ブラッドショウ（バプテスト教会宣教師）
　　　　＊山田譲（ウィリアム神学校講師・日本聖公会聖マリア教会牧師）
　　　　＊樋口和彦（同志社大学神学部講師）　（＊印はSV）
受講者四七名　内訳　牧師一八名　看護婦七名　神学生七名　宣教師四名
　　　　ケースワーカー三名　医師二名　チャプレン二名　その他三名
講　師　二二名
修了証受領者　松下しげる　下村昇　山崎光夫　佐藤与紀　渡辺泉　指宿文一　戸川隆　太田吉美
　　　　木村花子　谷山辰夫　荻原敏恵　孟哲輝　以上一二名

（註）このCPEは日本最初であったので、参加者にはプログラムと共に、日英両文の詳細な参考文献表と推薦図書の

リストが添付されています。また終了後報告書が発行されました。

第二回　一九六七年（昭和四二）三月二八日―三一日　於　衣笠病院（神奈川県横須賀）

共　催　日本基督教団病床伝道委員会　日本牧会カウンセリング協会

講　師　宮地利彦（衣笠病院院長）　柏木昭（国立精神衛生研究所）

横溝幸雄（衛生病院チャプレン）　K・デール（ルーテル神学大学教授）

宮内俊三（日本牧会カウンセリング協会会長）

スーパーバイザー

樋口和彦（同志社大学神学部助教授）　気仙三一（青山学院大学助教授）

三永恭平（永福町教会牧師）　近籐裕（百合丘教会牧師）

西垣二一（東神戸教会牧師）

参加者　二二名

（註）この研修会は、日本基督教団病床伝道委員会の依頼により牧会カウンセリング協会が協力して開催したものです。参加者も東日本の各教区で病床伝道委員として活動している牧師の中からの推薦であったので、CPEの修了証書は発行していません。会議の合間に横須賀の米軍基地内にあった米軍チャペルを参観し、チャプレンの話しを聞いた。

第三回　一九六七年（昭和四二）六月一二日―一六日　於　淀川キリスト教病院

主　催　日本牧会カウンセリング協会　淀川キリスト教病院
デイレクター
　樋口和彦（同志社大学神学部助教授）
スーパーバイザー
　西垣二一（日本基督教団東神戸教会牧師）
　山崎光夫（日本自由メソジスト教団大阪日本橋教会牧師）
　戸川隆（日本バプテスト連盟神戸バプテスト教会牧師）
アシスタント・スーパーバイザー
　下村昇（日本基督教団箕面教会牧師）
　宮崎洋（日本基督教団遠州教会浜松枝教会牧師）
　久保孝司（淀川キリスト教病院伝道部牧師）
参加者　講師　八名　スタッフ　八名
受講者　九名（内訳　牧師六、病院チャプレン二　主婦一　＝男六　女三）
聴講者　一八名　此の他　主催病院の医師、看護婦、ケースワーカー等が随時出席
修了証受領者　西原明　裵琪煥　井本千代　山口千代子　土肥隆一　大津湘子　石浩仁　澤田泰紳　岡村松雄
　以上　九名

（註）回を重ねるに従って内容も密になり、充実してきました。この回から日本でSVを養成することを願って、アシスタントの制度を設置し、三名の方に依頼しました。それぞれ経験と力量のある方々で、初期の目的は達せられ

ました。

第四回　一九六八年（昭和四三）六月二六日－七月二日　於　京都バプテスト病院

主　催　日本牧会カウンセリング協会

組　織

デイレクター

樋口和彦

スーパーバイザー

戸川隆（神戸バプテスト教会牧師）　K・デール（福音ルーテル神学校教授）

山崎光夫（大阪キリスト教短大教授・大阪日本橋教会牧師）　下村昇（箕面教会牧師）

アシスタント・スーパーバイザー

久保孝司（淀川キリスト教病院チャプレン）　裵琪煥（在日大韓大阪北部教会牧師）

受講者一七名　修了証受領者一二名　聴講者三五名

指導者

三永恭平（東京神学大学講師・永福町教会牧師）　氣仙三一（青山学院大学助教授）

西垣二一（聖和女子大学講師・東神戸教会牧師

ヘンリー・シュアー（日本基督教団宣教師家庭擁護促進協会カウンセラー）

チャプレン　保田井善吉（日本バプテスト病院チャプレン）

参加者　指導者一九名　受講者一七名　聴講者三五名　合計　七一名

修了証受領者　ルーシー・ウィフ　小田部俊夫　田中順和　川崎直　通木一成　畠中盛喜　梶川宏　大城源徳

石合まる子　清田哲夫　日高正宏　松山健　以上　一二名

（註）回を重ねるに従って指導陣も充実し、内容も豊かになって来ました。この回の特色は宣教師のグループが出来たことです。日本で働く多くの宣教師たちに注目され、このＣＰＥの重要性が認識され始めました。

第五回　一九六九年七月三日―九日　於　近江サナトリアム

デイレクター　樋口和彦

スーパーバイザー

西垣二一　戸川隆　下村昇　山崎光夫

アシスタント・スーパーバイザー

裵琪煥　久保孝司　西原明　有馬式夫

澤田泰紳　清水昭

チャプレン

岡村松雄

出席者　指導者　一四名　アドバンスグループ　八名　受講者　一四名　合計　三六名

（註）この回からアシスタント・ＳＶの養成を目指してアドバンスグループを設けました。これは将来のＣＰＥの充実のためには、とても必要かつ有益な前進でした。受講者は全員認定され修了証を授与されました。

関係セミナー

この間、正式なCPEではありませんが、私達の同僚が請われて指導に当たったセミナーが幾つかありました。その内判明しているものだけを挙げておきます。

① 一九六四年七月七日―九日　於　箱根二平荘
② 一九七九年三月六日―九日　衣笠病院〈農村伝道神学校主催〉

六　停滞期

その後、関東支部の動静は分かりませんが、関西支部では西垣は福岡女学院の宗教総主事として福岡へ赴任し、樋口氏も同志社大学からユング研究所へ留学し、この領域の指導者層が手薄となり、加えて大学紛争から飛び火した教会紛争は、育ち始めたCPEの運動に大きな影響を与え、牧会カウンセリング関係の動きは下火となってゆきました。ただ東京ではルーテル神学大学でK・デール氏が、関西では神戸ルーテル神学校の谷口泰造氏が、それぞれの学校で牧会カウンセリングの講座を開いて、この領域の関心者の興味を続いてひきつけてゆかれました。そして日本牧会カウンセリング協会の自然消滅的な経過を経て、K・デール氏が中心となって、「日本牧会カウンセリングとケア協会」(Japan Association of Pastoral Care and Counseling) が設立されました。また同じ頃に、オーストラリアのシドニーで始った「いのちの電話」の活動が東京で始まり、牧会カウンセリング関係者は、そちらの相談員養成に協力して力を取られ、関西でも大阪にセンターが設置されていましたが、猛烈な勢いで広がってゆく相談電話需要の速さに追付かず、京都で樋口氏が、神戸で西垣や戸川氏らがそれぞれのセンター開設と相談員養成とに力を取られました。今日においても尚、樋口氏は「いのちの電話」の日本代表を務めておられます。

最後に一つ言及しておきたいのは、日本牧会カウンセリング協会が発行した『牧会心理』という研究雑誌のことです。同協会が設立されて間もなく、アジア神学基金から、一度だけ同会への補助金が支出されたことがありました。その使用法に関して委員会で協議し、研究機関誌を発行することが決定され、委員の近藤裕氏が編集者となって『牧会心理』創刊号が「ファミリー・カウンセリング」特集として一九六八年（昭和四三）六月に発行されました。その内容は近藤裕、岩村信二、H・クラインベル等からの寄稿を含む一〇四頁に及ぶ、当時としては内容豊かでレベルの高いものでした。しかし出版を継続する資金も無く、編集者の近藤氏もアメリカへ赴任し、世にも稀なる「一号雑誌」として終わってしまいました。誠に残念なことでした。

【参考文献】

日本基督教団病床伝道委員会編『病む人と共に――病床牧会カウンセリング』日本基督教団出版部、一九六六年。

友田不二男・伊東博他編『ロージァス全集』一八巻「わが国のクライエント中心療法の研究」岩崎学術出版社、一九六八年。

西垣二一著『牧会カウンセリングをめぐる諸問題』キリスト新聞社、二〇〇〇年。

第3章　臨床スピリチュアルケア専門職養成――現代日本社会の必要に応えて

伊藤高章

一　はじめに

二〇世紀前半に米国で開発され、その後様々な展開を遂げて来た「臨床牧会教育」は、現在スピリチュアルケア専門職教育の実質的な世界基準となっています。その理念・目的そして日本におけるこれまでの受容の過程については、私の一つ上の世代のお二人の先生によってここまでの章に十分紹介されました。しかし本書は、理念・歴史の検証に留まらず、この教育によって育成された者の働きが現代日本社会にとって不可欠である、という実践的関心を持っています。「理念型」の目指すものの本質を失わず、現代日本社会の必要また諸状況に適応させた上で、日本におけるスピリチュアルケア専門職養成と実践の基盤を提供することが本書の目的です。

本章では、まず、米国社会における臨床牧会教育の意味・役割と現代日本社会が必要としているものとの違いを、幾つかの角度から検討します。この分析を通して、日本独自の「臨床スピリチュアルケア専門職」教育の必然性とその方向性が明らかになることを期待しています。次いで、臨床スピリチュアルケア協会（Professional Association for Spiritual Care and Health, PASCH、以下パスク）の活動の狙いを整理し、専門職資格認定について言及しつつ、今後の展望を考えます。

本章では、既に約五年の実績があるパスク主催の専門職養成プログラムの理念を扱い、続く各章においては、その諸側面が具体的な実践に基づいて省察される予定です。各章の執筆者は、自身がパスクの専門職養成プログラムの経験者です。その中で適正を認められて教育担当者（スーパーバイザー、以下ＳＶ）養成課程に招かれた者たちです。二〇一〇年四月の段階で、三名の正規ＳＶのもと、一二名が教育担当者研修を兼ねプログラムを運営しています。年齢は二〇歳代から六〇歳代まで、男女比は九対一三、背景（重複あり）は有給スピリチュアルケア専門職五名・心理福祉看護等有資格者九名・宗教職資格者一一名・研究職八名です。パスクは、対人専門援助職もしくは宗教職としての課程を修め実践を積んだ者達のための、上級資格となる運動として確立されつつあると言えます。

スピリチュアルケアは、言うまでもなく人間生活のあらゆる側面に関係しており、医療現場だけがその舞台ではありません。しかし、私たちの臨床教育は、これまで医療機関で行われて来ました。また後に言及するように、日本のスピリチュアルケアに関する議論は主に医療を巡って展開しています。他の人間側面におけるスピリチュアリティを軽視するつもりは全くありませんが、医療現場にウェイトを置いた記述になっています。これも、日本のスピリチュアルケアの現状を反映していると言えましょう。

二　スピリチュアルケア専門職に関わる日本の状況

（1）医療におけるスピリチュアルケア

欧米と同様、日本の歴史の中にも、宗教者による人間の苦悩に向けてのケアは存在したはずです。身体的ケアとこころのケアが平行して行われていました。日本宗教史研究の中でその例をみいだすことは容易でしょう。しかし明治期にはいると、日本は、開国に伴って締結させられた西洋諸国との「不平等条約」の改正という国家的な目標に駆り立てられて行きました。洋学・蘭学の移入に始まる近代日本の西洋の知識導入は、「和魂洋才」の旗印の下、目に見える近代化の方針に強く導かれて行きます。医学も、診断と治療の知識・技術として導入されます。折しも一八八二年にロベルト・コッホによって結核菌が発見され、細菌による病気の発生が解明されると、科学的知識による治療が医学の中心になって行きます。近代日本の医学は、この流れの中、高度に学問化・技術化して行きます。

米国においても、医学の学問化・技術化は急速に進展していたと思われます。そのような中、一九二五年に臨床牧会教育が始まりました。この運動は、第一義的には、キリスト教神学教育に臨床的な要素を大きく取り入れ牧会者教育をより実践的にするという、教会サイドの必要に基づくものでした。これはまた、大陸部ヨーロッパの演繹的な神学の議論に対して、現実の人間生活に近いところから帰納的に議論するという、経験主義に基づくアングロサクソン流の新しい神学の方法論の成立でもありました。臨床牧会教育の展開は、結果として米国の医療に重要な影響を及ぼします。すなわち、急速に技術化して行く医療現場に若い神学生や新たな問題関心を持った神学者が当然のように存在する、という事態です。医学が科学として進歩し続ける臨床現場のすぐ近くに、人間のスピリチュアリティに関心を持つ者が居り、常に対話や相互批判をしながら米国の「医療」は発展してゆくことになりました。

臨床牧会教育関係者の偉大な貢献は、「病者も生活者である」という視点を病院の中で堅持したことでしょう。病院付き牧師（チャプレン）は、教会に行くことのできない入院患者に礼拝の機会を保障し、米国人の多くにとって重要な、教会共同体との精神的な繋がりを確信させる役割をはたしました。先ずは聖礼典の執行が重視されますが、やがて患者は、苦悩や不安に耳を傾けてくれる牧会者の重要性を意識するようになったことでしょう。次第に、生命の危機や生活の転換に直面した患者の正解や解決のない問いかけ（スピリチュアルペイン）に真剣に耳を傾ける専門職が育ってゆくことになります。「医療は患者の病気にだけ関心があるのではなく、患者の全人的存在に関心がある」という基本的な考え方が大切にされ、「病院は、患者の人間存在そのものと向かい合う態勢を整えている」ということがチャプレンの存在を通して具体化されたのです。今日米国では、この「チャプレン」と呼ばれる職種は、既成宗教の布教活動は行わない、教会からは一定の距離を持った専門職です。特に、臨床牧会教育を経て専門チャプレン協会（Association of Professional Chaplains, APC）によって資格認定をされた「認定チャプレン（Board Certified Chaplain, BCC）」は、医療専門職として広く認知されています。

このような医療との対話の中、臨床牧会教育自体は元々のキリスト教的な色彩を後退させます。危機的な状況にある人へのケアは、ケア提供者の信じる教義の体系に患者を導き入れることによってではなく、患者のスピリチュアルペインに耳を傾け共感することによって実現するという理解が誕生します。宗教的ケアとは異なるスピリチュアルケアの専門性が明確に意識されます。更に、この専門性は、キリスト教内部の教派の違いやキリスト教・ユダヤ教といった宗教の違いをも越えて実現されるべきだという、大きな理念を発展させてゆきました。人間生活の現実とダイナミックに関わった中で起こった、宗教の「進化」だと理解することもできます。現在チャプレン職はキリスト教に限定されることなく、ユダヤ教チャプレン・仏教チャプレンも数多く見られます。また、宗教教職者の資格を持たず、信徒としてこの専門職につく人もいます。

スピリチュアルケアの専門性をめぐる米国の運動は、この国独自の一見不思議な展開をします。それは、人間の深みに共感的に迫るケアのためには大学院レベルでの宗教教育が不可欠である、とする基準の採用です。人間専門チャプレンの教育課程への参加また専門資格取得には、原則神学大学院の修了が求められています。人間のスピリチュアルな深みを大切にするためには宗教を経由する、という米国の伝統の現れです。同時に、諸宗教それぞれが人間のスピリチュアリティの深みに迫る真実性を持っていると認め合う文化が、ここに表現されているのでしょう。また、学術としての神学の深まりと、市民レベルでの宗教をめぐる理性的かつ実存的な議論の蓄積が、このような方向性を産み出したのだと考えます。

（2）戦後日本の世俗化政策とその影響

敗戦国日本は、戦時中の国家神道による精神性支配に反発し、公の場での宗教に関する言説を拒否する文化を醸成しました。当時の時代状況としては、宗教対立の歴史への反省からインドが世俗国家として独立するなど、第二次大戦後の世界のビジョンの中に「非宗教化」による世俗的な秩序への理想があったのは事実かもしれません。（二〇世紀後半の宗教対立と世界秩序の不安定さは、その理想が空虚なものであったと証明しています）。戦後日本は、憲法上の政教分離と、教育基本法に基づく公教育における宗教教育の「禁止」、そしてそれらの厳密な解釈をとおして、宗教に関する議論を抑制しました。その結果、今日まで三世代にわたって宗教的教養や常識を持たない人が育っています。既成宗教に自覚的に加入している人数は多くはありません。「人間のスピリチュアリティ」という本質的なテーマに関しても、宗教的な問題として軽視され、情緒的な共感や根拠のない反発のレベルでの応酬に終始し、議論は深まっていません。それにも関わらず、例えば「医療におけるスピリチュアルケア」の必要性を議論している、という奇妙な現象が起こっているのです。

日本に限らず、過激な思想を持つ宗教教団が引き起こす社会問題があります。「だから宗教は嫌だ」という短絡的な批判を多く耳にします。宗教内部にいる者にとっては、社会秩序に優先する上位価値基準へ恭順に基づく確信的な反社会行動であって、社会からの批判はかえって自らの正当性を証明するかのように認識されることすらあります。実は、初代キリスト教の運動も、当時のローマ帝国からは反社会的運動として危険視されていたのでした。従って、宗教運動を本気で批判的に検証するためには、社会自体の宗教的成熟が必要です。多くの歴史的な経験の積み重ねと、学問的なだけでなく高度な市民性に根ざした議論の広がりがあって始めて、合法性や合理性をも凌駕する力のある宗教との対峙が可能になります。その意味で、宗教やスピリチュアリティに対する十分な判断力・批判力を日本社会は持っているとは言い難いという、謙虚な自己評価が必要でしょう。近年の所謂スピリチュアル・ブームも、その質を議論する土台が日本に整っているとは思えません。情緒的な親和感や違和感だけが基準となる宗教文化や社会のスピリチュアリティは、文明の貧しさに繋がる気がします。人間の根源的な苦悩や不安に真剣に取り組む基盤が欠如しているとも言えます。私たちのスピリチュアルケアの運動は、この日本の文化状況への抵抗でもあります。

一方、保守的な宗教勢力は、それぞれの聖典や教学・神学に依拠して、人間の苦悩や不安に真剣に取り組んでいると主張します。特定の信仰共同体への帰属が究極的な課題への解決に繋がるという主張です。現代社会が同じ価値観に基づく小さな閉じた共同体によって成り立ち得るとする彼らの認識は、少なくともスピリチュアルケアの視点とは相容れません。ひとりが抱える苦悩や悲哀に、もうひとりが感性・知性を用いて自己の経験値を乗り越えて向き合おうとする、コンパッション（共感・共苦）に基づく共同体が求められているという理解が必要だと考えています。教学もしくは神学が、自己撞着的な議論を繰り返している事態は、人類の歴史とともに古いと言えましょう。米国の臨床牧会教育は、まさにこのような宗教のあり方に疑問を投げかけました。キリスト教だけでなく、日本の仏教を始め多くの宗教に投げかけられた課題です。

（3）現代日本の医療とスピリチュアルケア

このような歴史的な宗教状況を抱える日本には、医療にスピリチュアルケアの視点が導入される内的契機はなかったと思われます。しかし、シシリー・ソンダースによる近代ホスピス運動の始まり、エリザベス・キュブラー＝ロスによる「死学 Thanatology」などに刺激を受けて、日本にもホスピスの運動が起こり、そこで「スピリチュアルペイン」が語り始められるようになりました。主にキリスト教精神に基づいて創設された医療機関において、日本文化の潮流に反して、スピリチュアルケアが細々と意識されるようになりました。しかし、日本の医療全般にとってのスピリチュアルケアの紹介は、世界保健機関WHOによる「健康の定義」改訂の議論、そして、時を同じくして全く別の流れの中から起こった日本の病院制度改革の中での緩和ケア病棟の広がり、などによってもたらされました。日本における「スピリチュアルペイン」「スピリチュルケア」への関心は、宗教的ケアの流れとの脈絡なくもたらされたということです。医療者から見たより良い患者ケアという視点から、新たなケアの要素として、スピリチュアルケアは輸入されました。患者にスピリチュアルなペインやニーズがあるという認識が日本社会に蓄積してそのケアの必要が語られるようになった、ということではありません。

しかし、一度医療の中の必要要素として紹介された以上、スピリチュアルペインに「対処」するという視点は一人歩きをはじめます。その意味で日本の医療界は、スピリチュアリティそしてスピリチュアルケアという得体の知れないものを取り込むかという課題を負うことになりました。さらに「がん医療における治療初期からの緩和ケア」という世界保健機関（二〇〇五年）の新たな方針は、急性期医療においても緩和ケアの一要素してスピリチュアルケアを実施するという、至上命令を意味します。

この状況に医療がどのよう取り組んできたかを理解する際に、忘れてはならないのは「科学的根拠に基づく医療（Evidence Based Medicine, EBM）」という考え方です。治療の効果についての研究成果を常に参照しながら、統計的に一番良い成績の治療を選ぶという大原則です。この潮流の中、スピリチュアルケアに関しても、ケアの有効性の論証が求められます。その結果、スピリチュアルケアの必要性を唱える声は大きくなって来ているもののその効果に関してはデータがないという、医療者から見た困難が起こっています。現在スピリチュアルケアに携わるものに一番大きなハードルとして突きつけられているのが、この介入効果のデータを産み出すという課題です。米国デューク大学のコーニックら[注1]は、この方向性での研究を深めて来ています。このハードルの前で、現在台頭して来ているスピリチュアルケアの諸潮流が淘汰されて行くことになるでしょう。しかし、果たしてエビデンスを創出する作業と、本来のスピリチュアルのケアが両立するのでしょうか？その問いに答えを出す責任は、医療の側にではなく、スピリチュアルケアの側にあるはずです。科学的根拠に基づくケアの重要性は否定すべくもありませんが、「無作為化比較試験（Randomized Controlled Trial. RCT）」によるものがもっとも質の高いエビデンスであるとするケアの視点だけが正解ではないはずです。また、エビデンスといっても量的研究に加えて質的研究も発展しつつあります。「高度チーム医療の一員として位置づけられるスピリチュアルケア」という道を求めるのであれば、その中での有効性を何らかの方法で証明する責任を負うことになります。私たちの研究のレベルでは、一つの可能性として、「エビデンスに基づくケアを補完するものとしてコミュニケーションに基づくケア」というあり方を模索しています。

（4）スピリチュアルケアに求められているもの

欧米とは異なる社会文化背景の中に導入されつつある日本のスピリチュアルケアは、独自な課題に焦点を合わせて機能しなければないことが明らかになったと思います。日本で期待されているスピリチュアルケアは、以下のような課題を持っていると言えるでしょう。

①スピリチュアリティを表現する「ことば」の発見

現代日本人社会は、自らのスピリチュアリティやスピリチュアルニーズの表現を失っています。表現する「ことば」が無いものは、意識されることすら難しいものです。従って、ケアの必要性が患者自身から発せられることは多くはありません。現実には、患者自身が自覚出来ていないケアの必要（スピリチュアルペイン）は、優れた感性を持つ看護師などによって共感的に感知され、看護の専門性をとおしてスピリチュアルニーズとして課題化されてきています。スピリチュアルケアは、患者の思いをその大きさとその深まりで受けとめる関わりの中で、患者自身の実感を「ことば」化する支援からはじまります。ひとりひとりへの対話に基づくケアを基礎にして、社会に向けてスピリチュアリティの語彙を発信してゆくことが重要です。

②科学的根拠に基づくケアを補完

効果的で責任あるケアのために不可欠な、科学的で冷静な眼差しがあります。その発展は人類の進歩の証しです。しかし、どんなに診断学や技術が進歩しても、人間存在は、そのような眼差しの対象として語り尽くすことはできません。患者自身の主観・情緒・美意識そして価値観は、この眼差しとは別の世界に属する事柄です。欧米では二元論・心身論・唯物論・深層心理・脳科学など様々に議論され、最も厄介なテーマである人間が属するこれら二つの世界。科学的な根拠に基づく医療だけで十全なケアが行えると考えることには困難があります。日本の医療の大きな問題がここにあります。しかし、人間存在のもう一つの側面に関わると主張するスピリチュアルケアも、厳密で真剣なケアの臨床に関与しようとするなら、その正当性と効果を保証することが求められています。特に、有限な医療資源の配分の中に割り込み、全人的ケアを実現する責任は、スピリチュアルケアの側にあります。

③専門性の証明

ケアには倫理と責任が伴い、公共性が求められます。ケア提供者の独善的な理想は、公共性のあるケアの基盤にはなり得ません。また、個人の資質のみに依存したり方法論的な検証が不十分なケアは、質保証と責任明正性が得られず、公共の医療福祉への導入は不可能です。米国においては、臨床牧会教育協会（Association for Clinical Pastoral Education, ACPE）が、専門職教育の方法と基準を提示することを通して専門性の維持に努めています。その上で専門チャプレン協会（Association of Professional Chaplains, APC）が、専門教育歴と資質の精査を通してスピリチュアルケア専門職の公共性を保証しています。日本においては、本書全体を通して紹介されるパスクの専門職養成プログラムをはじめ幾つかの教育研修の機会があります。これらが切磋琢磨しながら、日本社会に必要な専門職資質の育成がはかられなければなりません。その上で、日本スピリチュアルケア学会（Japan Society of Spiritual Care, JSSC）による学会資格認定が強く望まれます。

三　臨床スピリチュアルケア協会の専門職養成

（1）臨床スピリチュアルケア協会によるプログラム

このような状況を意識しながらパスクの専門職養成プログラムは実施されています。具体的な諸側面については、続く各章によって詳しく扱われることになっています。本章では、基本理念を確認しておきます。

「研修参加者自身が仲間からのスピリチュアルなケアを受けることを通して、スピリチュアルケアを学ぶ」というのがパスクのカリキュラムの基本です。スピリチュアルケア専門職を目指す者自身が、自らがスピリチュアルな存在であり、スピリチュアルな課題を抱え、それと取り組みながら人生を歩んでいる、という自覚を持つことが重視されています。ケア対象者に共感的に関わるためには、自分自身のスピリチュアリティに関わることが不可欠です。このプログラムが臨床的教育と呼ばれる理由は、患者の病床に出向いて実習をするからではありません。研修生も指導者もスピリチュアルな存在として研修に参加しており、全人的な関係性の中にあります。研修プログラム自体が臨床現場なのです。知的な学習は、第二義的です。研修生グループの中で、お互いをどうケアできるか、そのケアは届いているのか、適切なのか、また自分は差し出されたケアに向き合えているのか、などがこの研修の第一義的な場面なのです。

「理性的な自己」と同時進行している「情緒的な自己」の有り様に関心が向けられます。そこで働いている各自の感性がスピリチュアリティへの糸口です。研修の現場も実際のスピリチュアルケアの現場も、状況は同じです。感性の微妙な動きを表現する「ことば」が、研修グループ全体によって模索されます。「ことば」は関係性の中にあるので、語る者そして聴く者の実感に訴えない「ことば」は、空虚の中に消えてゆきます。なまなましい実感を語ろうとする者の意欲を聴く側が支える「支持 Support」、発せられた「ことば」の意味を実感のレベルまで追い求める「明確化 Clarification」、聴く側が語る者の実感に向かって「ことば」を投げかける「対峙 Confrontation」。これらが援助技法として重視されます。

米国のスピリチュアルケア関連諸団体[注2]による『チャプレン専門職共通基準（*Common Standards for Professional Chaplaincy*）』[注3]には、スピリチュアルケア専門職に求められる能力が列挙してあります。そこにはまず、先に言及した大学院レベルでの神学教育、そして所属宗教団体からの推薦・承認が求められています。その後、四領域での能力の証明が必要とされています。要約すると次のようになります。

一、神学、心理学、社会学、教育・発達学、倫理学、集団力学、等に関する知識のスピリチュアルケアへの実践運用力

二、他者の身体的・感情的・心理的バウンダリ（境界線）の尊重、関係性に生ずる力学の適切な運用、自己評価能力、感情・態度・価値・前提の持つ影響力理解、自己ケア、自己表現、等の自己理解と行動

三、共感と尊重を基礎とした関係性構築力、援助支援能力、多様性理解に基づくケア、優先順位決定力、グリーフケア力、アセスメント力、宗教的ケア力、公共リーダシップ力、神学的省察力、等のケア能力

四、組織の中での啓発力・協調性、他職種との連携、組織理解、倫理的意思決定の支援力、記録管理力、地域のリソースとの連携力、等の専門職能力

パスクのプログラムでは、これらのうち二と三に焦点を合わせています。そしてその中に一の能力が見えて

きます。

これらの専門性を養う米国の臨床牧会教育は、一週四〇時間のプログラムを最低一〇週間継続し、それを一単位としています。上記『チャプレン専門職共通基準』ではこのプログラムを四単位以上受講することが専門職の要件となっています。実質的には、一年間フルタイムの研修が求められています。これだけの時間をかけて専門能力を修得するのが米国のシステムです。単に直接ケアの時間数の問題ではなく、臨床現場で、例えば医師・看護師・薬剤師とチームを組んでケアにあたる経験を豊かにもち、専門職として十全に機能出来る実践力を養っているのです。しかし日本では、キャリアアップのために一年間休職し研修することは不可能です。現在パスクが実施しているのは、五〇時間に構成された一週間集中プログラムです。その一方で、事実上の「世界基準」と日本のスピリチュアルケア専門職基準を連動させておく重要さを考えると、やはりこの一六〇〇時間に及ぶ臨床経験教育が私たちにとっても基準となります。（米国において、この一六〇〇時間を一律に要求する必要を認めず、別の基準を提示している団体[注4]もありますが、今回は言及しません）。

これらの条件を理解した上で、パスク専門職養成プログラムを現実的に運用する可能性を確認しておきます。現在これらが実現している訳ではありません。

主な対象としては、臨床現場を持つ看護師・臨床心理士・社会福祉士そして宗教者といった対人援助専門職資格保有者を想定します。現行の五〇時間に構成された一週間集中プログラムを、半年の期間をおいて二回実施します。二回の研修に挟まれた六カ月程度の期間、職場での臨床経験とそれをスーパーバイズする定期的な週末研修で三〇〇時間を構成し、合計で四〇〇時間相当のプログラムを実施します。これを二年間かけて四回繰り返すことを通し、専門職養成を実現したいと思っています。同様の内容は、臨床プログラムを組み込んだ大学院修士課程二年間として実施することが可能です。桃山学院大学大学院社会学研究科においては、既に二名の専門職養成を実現しています。上智大学グリーフケア研究所「人材養成講座」も、市民を対象に三年間をかけて同様カリキュラムを目指しています。

(2) 今後の展望 一

パスクの専門職養成プログラムは、実質的な「世界基準」である臨床牧会教育協会のカリキュラムを日本の状況に適応させながら大学院レベルのプログラムに構成しようとするものです。既に実績もあり、この基本形を続けながら充実を図る時期にあると感じています。しかし、模索すべき更なる課題もあります。

第一は、同時進行している他の専門職養成プログラムとの協働・連携と、その延長上にある資格認定制度です。スピリチュアルケアよる補完的ケアが必要とされる医療等の現場には、必然的に高度専門職が集まっています。そこにパートナーとして関わり継続的に充実したケアを提供するためには、体系的な専門教育と資格認定に基づく高度な人材育成制度が必要です。また、スピリチュアルケアに関わる人数の増加も、重要です。今日、様々なスピリチュアリティ理解に基づく幾つかの専門職養成の試みが起こって来ています。二〇〇七年に発足した日本スピリチュアルケア学会には、この様々なスピリチュアルケアの研究・実践の試みを繋ぐ役割、ケア現場の必要に応える専門職を供給する役割、そして人材養成の質を保証する役割が期待されています。

学会による専門職資格認定制度は必要ですが、試験制度を作ることは現実的ではありません。例えば米国の『チャプレン専門職共通基準』のもとめられている技量を、筆記試験で確認するのは不可能でしょう。米国臨床牧会教育協会のような組織によって教育プログラムの質が保証されている場合は、この研修を積み評価を重ねることで、個人の資質の確認ができます。しかし日本の場合、そもそも日本におけるスピリチュアリティとは何か、という検討すら十分に行われていません。日本人の心とそのケアに関する真剣な議論は、スピリチュアルケアの議論そのものと同様に未成熟です。しかしその議論の成熟を待っている余裕はありません。両者の議論は、同時進行とならざるを得ません。むしろ、認定制度を整える過程を通して、スピリチュアリティ理解の深化を目指すことが、私たちに求められている方向でしょう。

そのような方向性をもつ一つの可能性として、パスクのような臨床プログラムをとおして学会資格認定審査を実施することが考えられます。

一、日本スピリチュアルケア学会の専門職資格認定審査の場として、一週間程度の臨床プログラムを実施します。

二、パスクをはじめとする、医療職・心理職・福祉職等とのチームケアを目指す各スピリチュアルケア専門職養成組織は、暫定教育機関として学会に登録することとします。暫定教育機関は、資格審査委員を推薦できます。

三、一年程度、資格審査委員会による準備期間を持ち、この間に、認定プログラムの方針や判定基準について協議します。

四、各暫定教育機関が実施する養成を経て、四〇〇時間相当の教育研修の証明と推薦を受け、資格認定を希望する者を「日本スピリチュアルケア学会臨床準会員」（仮称）候補者に、一六〇〇時間相当の教育研修の証明と推薦を受け、資格認定を希望する者を「日本スピリチュアルケア学会臨床正会員」（仮称）候補者とします。

五、候補者は、三での協議を経た一週間集中五〇時間プログラムにメンバーとして参加し、グループ内での相互ケアおよび病床ケアに参加します。

六、プログラム内で表現された候補者の資質に基づいて、三名の審査委員によって資格認定を行います。三名の構成は、プログラムのＳＶ一名、候補者を推薦した暫定教育機関からの資格審査委員一名、学会が指名する資格審査委員一名とします。

七、審査結果記録とは別に、議論のプロセスを記録し、日本のスピリチュアリティを明確にし、ケアの内容・スタイル・必要とされる資質を明らかにしてゆくための素材とします。

八、一定期間に規定数の合格者を出した教育プログラム実施団体を、学会の教育機関とします。

このような臨床プログラムを基礎にした手続きを通し、全国の様々な動きの独自性を活かしつつ、全体の方向性が見出せることを期待します。

（3）今後の展望　一

パスクは、大阪府の市立堺病院ならびに社会医療法人生長会府中病院を会場に、一週間集中の専門職養成プログラムを年に二回実施しています。これまでに八回のプログラムが実施され、受講者はのべ六〇人以上になります。また、このカリキュラムを基礎に、関西学院大学大学院神学研究科の科目「臨床牧会実習」が毎年実施されています。さらに、月一回で九カ月かけて実施されている、がん政策情報センター「高知発：がん対策市民協働プログラム」心のケア支援相談員養成講座、という展開もあります。しかし実は、パスクの活動の焦点は、これらのプログラムを通しての新たな人材養成だけではありません。

毎回のプログラム参加者の中から、今後の日本のスピリチュアルケアを中心的に担っていただきたい方たちを見出し、プログラムへの継続的な参加を促しています。パスク独自の評価基準により選ばれた「スーパーバイザー候補生　Supervisor-in-Training, SIT」への教育をしています。グループの動きやＳＶの介入を学ぶ、プログラム・オブザーバーとしての参加が研修の第一歩です。プログラム実施期間中の夜に行われるスーパーバイザーズ・ミーティングは、表に出ることのないパスクの本番です。夕方六時頃から時には深夜にまで及ぶ、ＳＶへのフィードバックの時間です。プログラム参加者のよりよい学習のために、年齢や経験の差を乗り越え、ストレートなコメントが行き交います。パスクが一番大切にしているのは、このような営み中に実現されるスピリチュアルケア専門職の共同体です。

スピリチュアルケアに限らず、対人援助の営みは、個人ベースで行われるべきではないと考えています。相談の現場は来談者・患者・クライエントと援助者との一対一の状況は当然です。しかし、ケア提供者の専門職としての共同体は、その臨床現場を支える基盤です。パスクは、ＳＶの共同体であると同時に、このケアに携わる者の共同体を意図しています。この共同体こそが、スピリチュアルケア運動における「多様性と一致」を保証する基盤です。ダイナミックスとパワーといった方法論上の課題も、この中で常に検討されます。

以下の各章において、パスクの専門職養成プログラムが、多角的に検討されます。

【注】

注１　ハロルド・G・コーニック、杉岡良彦訳『スピリチュアリティは健康をもたらすか――科学的研究にもとづく医療と宗教の関係』医学書院、二〇〇九 を含む Harold G. Koenig の多くの著書・論文が、この方向での業績として上げられる。彼が編集者として関わっている *Handbook of Religion and Health*, Oxford U. P., 2001. は、基本レファレンス。

注２　Association of Professional Chaplains（APC）www.professionalchaplains.org
American Association of Pastoral Counselors（AAPC）www.aapc.org
Association for Clinical Pastoral Education（ACPE）www.acpe.edu
National Association of Catholic Chaplains（NACC）www.nacc.org
National Association of Jewish Chaplains（NAJC）www.najc.org
Canadian Association for Pastoral Practice and Education（CAPPE/ACPEP）www.cappe.org

注３　Association for Clinical Pastoral Education, ACPE Standards & Manuals 2010, 'APPENDIX 2'（pp.27ff）.

注４　College of Pastoral Supervision and Psychotherapy（CPSP）www.pasotalreport.com

II

日本におけるＣＰＥ体験報告

第4章　スーパーバイザーズ・レポートの意義

谷山洋三

一　はじめに

筆者は、臨床スピリチュアルケア協会（ＰＡＳＣＨ、以下パスク）主催の専門職プログラム（日本版臨床牧会教育、以下ＣＰＥ）において、第一回目（二〇〇六年夏期）からスーパーバイザー・イン・トレーニング（スーパーバイザーを目指して訓練を受けている者、以下ＳＩＴ）として参加し、それ以来ほとんどすべての専門職プログラムにおいてＳＩＴとして参加してきたため、毎回のようにスーパーバイザーズ・レポート（以下ＳＶＲ）を作成し、もしくはその内容を確認しています。ＳＶＲは、ＣＰＥに参加した研修生一人ひとりについて、スーパーバイザー（ＣＰＥの指導者、以下ＳＶ）の視点から研修生の体験を文書としてまとめたもので、個別の研修記録のようなものです。このＳＶＲを作成したＳＶと研修生が合意のサインをした時点で、この研修が修了することになります。

本章でＳＶＲについて述べることにより、ＳＶＲの意義を理解いただけるだけでなく、ＣＰＥの内容の一端を垣間見ることができると思います。ＳＶＲの内容を述べる前に、パスクにおけるＳＶの位置づけと、ＳＶＲの完成までのプロセスについて触れておきます。

二　スーパーバイザー

パスクにおけるＳＶの位置づけについて確認しておきます。二〇一〇年四月現在、パスクには二人のシニアＳＶ（窪寺俊之、伊藤高章）がいて、一人のＳＶ（谷山洋三）が認定されています。この三名が正規のＳＶです。そして一九名のＳＩＴがいます。ＳＩＴとは、ＳＶになるべく訓練を受けている者です。筆者の場合は、ＳＩＴとしてＣＰＥに一〇回（五〇〇時間）以上参加し、ＳＶＲを三〇通以上作成しました。またスピリチュアルケアに関する論文を多数執筆しています。シニアＳＶがこれらのことを総合的に評価した結果、筆者は二〇〇九年九月にパスクのＳＶとして認定を受けました。このように、パスクにおいては〝資格〟のようなものとして、シニアＳＶ、ＳＶ、ＳＩＴという区分があり、これら三者を総称してＳＶと呼んでいます。

一方で、実際の研修（ＣＰＥ）においては別の語用があります。それは、研修生、ＳＶ、オブザーバーという〝役割〟です。以降の各章で述べられているように、ＣＰＥはグループワークにおいて研修生同士がケアしケアされるという体験をするのですが、そのグループワークの内側に入る役割をＳＶ、グループの外から研修を補佐し見守る役割をオブザーバーと呼んでいます（オブザーバーについて詳しくは第7章を参照）。ＳＩＴ

以上の〝資格〟をもつ者は、グループワークにおけるＳＶもしくはオブザーバーの〝役割〟を担うことができます。そしてグループに入った二名のＳＶのどちらかが、ＳＶＲを作成することになります。

パスクの研修では、ビデオ、ＩＣレコーダー、パソコンまたは手書きによる速記録によって、研修内容を記録しています。目的は二つあり、一つは、万が一倫理的に問題になるようなことが起きた場合の客観的な記録となります。もう一つは、ＳＶＲ作成の補助です。この記録は、自分が参加しているセッションであれば、研修生も閲覧できます。ＳＶにとっては、ＳＶＲ作成のためにありがたい記録となります。記録はオブザーバーが担います。

三　ＳＶＲ完成までのプロセス

ＳＶＲを作成し、その内容に合意するまでのプロセスは、おおよそ次のようになります。完成、すなわち合意に至るまで一－二カ月ほどかかります。

・一週間のプログラムの終了までに、ＳＶＲ作成担当者を決定
・ＳＶＲ作成者を研修生に発表し、合意までのプロセスについて説明
・事後研修（約一カ月後）までに、ＳＶＲ案を作成
・個々の研修生にＳＶＲ案を提示（もしくは郵送）

・研修生は、二週間以内にＳＶＲ案に対する意見・反論・修正案をＳＶＲ作成者に提示
・研修生とＳＶＲ担当者は、Ｅメール・電話・手紙・面談などを通して、ＳＶＲの内容についてディスカッション
・合意に至ると、修正・清書したＳＶＲの所定欄に、研修生・ＳＶＲ作成者・ＳＶＲ確認者が署名し、二通作成
・一通は研修生に渡し、もう一通はパスク事務局で保管

ＳＶＲ案を作成するＳＶにとっては、かなり集中力のいる作業です。ＳＶ自身のメモや速記録を参考にして、研修時点の記憶を呼び覚まし、場合によっては録画・録音されたものを見聞きし直して、できるかぎり正確な状況を記述できるように努力します。

研修生にとっても、ＳＶＲ案を読むのは決して楽な作業ではありません。濃密な時間を過ごした研修を思い出して、エネルギーをためて、心の準備が必要になります。ＳＶＲ案が手元に届いても、数日間は封を開けないということがよくあるようです。意を決して封を開け、内容に目を通して、納得のいく箇所、違和感がある箇所、反発したくなく箇所などを確認していきます。心を揺さぶられながら、意見、反論などをまとめて、ＳＶに提示します。

ＳＶは、返送されたＳＶＲ案を読む前からドキドキしています。反論が少ないとホッとします。修正が必要な場合は、研修生に連絡をとって、内容について意見交換をして、完成を目指します。合意に至るまでお互いに協力と努力が必要です。もしも、最後まで合意できない場合は、両論併記ということもあり得ます。

四　SVRの内容

SVRは、SVの視点から研修生の体験を綴ったものです。通常は、表紙を含めて四－五頁になります。表紙には、研修の名称（回数、開催時期など）研修生氏名・研修生・SVR作成者・SVR確認者（グループを担当したもうひとりのSV、もしくはシニアSVまたはSV）の氏名と、署名欄及び日付欄があります。そして次の注意事項が記されています。

※研修生とのディスカッションを経て研修生、作成者、及び確認者の署名のあるものを最終レポートとします。このレポートは守秘文章として扱い、SVと研修生以外は閲覧することができません。なお、作成者の研修の研修のために利用する場合には個人名が特定できないような配慮をし、個人情報保護の対象物として扱います。第三者がこのレポートを必要とする場合は、研修生の責任に於いて開示してください。臨床スピリチュアルケア協会は研修生の文章による申請がある場合にのみ、指定された者にコピーを提出します。

この注意事項の最後の「指定された者にコピーを提出」する機会としては、研修修了者が再度研修に参加する場合に、その時にグループに入るSVがあらかじめ閲覧するという状況が想定されていて、実際に何度もありました。

二頁目には、研修内容が記されます。病床訪問やグループワークの合計時間や、研修生全員のイニシャルと性別、年齢、職業、そして研修生相互の関係（元々知人同士ということなど）、研修生とSVとの関係（過去の研修でSVだったことなど）が簡潔に記されます。研修生の背景は、相互の関係にも影響を与えます。例えば、二〇代の男性が、六〇代の女性に対して、自分の母親や叔母を投影してしまうことは容易に想像できます。また例えば、看護師同士だからこそわかり合えることがある一方で、過剰な期待をもってしまうためにかえってお互いに強い対峙をすることになる、ということもあり得ます。プライバシーに配慮しつつ、状況を理解するための必要な情報を提示しています。

（1）本文の構成

三頁目以降が本文です。冒頭、次の言葉から始まります「私、谷山ＳＩＴは、この研修における〇〇さんを次のように経験しました」。このＳＶＲがＳＶの視点で書かれており、研修中の出来事に限定した内容であることを、あらかじめ断っているのです。換言すれば、研修で表出していない研修生の本当の姿はわかり得ない、という意味でもあります。ＳＶＲは研修生の内面の動きについての記載が中心なので、それにより、ＳＶの視点からの「客観的な分析結果」であるかのような誤解を生じさせるおそれがあります。その記載内容が研修生本人の内面のすべてであるかのような誤解が生じることは避けるべきなのです。ＣＰＥが「主観」に焦点を当てているように、ＳＶＲも同様に「主観的な視点」から述べられたものなのです。大切なのは、主観と主観が交錯する関係において、研修生がどのような言動をしたのか、どのような課題を見つけたのか、そしてどのように自分の課題に取り組んだのか、という状況をＳＶＲにおいて再確認することなのです。

本文の構成は次のようになっています。

一　利用者（患者・家族）との関係
二　病棟（スタッフ）との関係
三　グループ（研修生相互）との関係
四　SVとの関係
五　自分自身との関係

研修最終日に提出してもらう「自己評価レポート」にも、これらと同じ項目で、研修生各自に記述してもらいます。必ずしもそのままSVRに反映されるとは限りませんが、SVR作成の助けになります。特に、「一　利用者との関係」や「二　病棟との関係」については、自己評価レポートからの情報はありがたいものです。研修生には利用者との会話はすべてSVに報告してもらうことになっていますし、各病棟からの情報は必要に応じて看護部長に報告され、SVは看護部長から情報を得ています。病床訪問の期間を終えると各病棟の看護師長に集まっていただき、報告会を開いています。しかし、SVが病棟に着ききりになっているわけではないので、特に大きなトラブルがない限り、利用者や病棟からの情報は詳しく聴ける機会は少ないのです。

（2）グループとの関係

さて次に、「三　グループとの関係」についてです。仮に研修生が六名ならば、本人以外の五名との個々の関係について記述します。必要があれば、グループ全体との関係について述べることもあります。例えば、研修生AさんのSVRにおいて、Bさんとの関係を述べるとするなら、次のようになります（架空の設定です。〔イロハ〕の記号は例文を説明するために用いています。実際のSVRには記載しません）。

【例文二】〔イ〕Aさんは、Aさんの自己評価セッションで、Bさんから「あなた（Aさん）がいてくれてよかった。私（Bさん）にとっては安心できる存在でした」とサポートを受けました。〔ロ〕Aさんに対して支持的な関わりが少なかったように思えるBさんのこの言葉に、Aさんは少し当惑しましたが、Bさんの言葉を受け取り、Bさんのサポートにホッとしていました。〔ハ〕また、Bさんの言葉を受け入れられたAさん自身の変化を確認したAさんは、自分自身をほめてあげたい気持ちになりました。

〔イ〕は、Aさんの体験の状況説明です。〔ロ〕の「ホッとしていました」はAさん自身の発言に依拠するものですが、主にSVの観察に基づいてAさんの内的経験を述べています。〔ハ〕もSVの観察に基づいた記述です。Aさん自身の課題に関わることなので、「五　自分自身との関係」で視点を変えて記述することになりますので（例文三を参照）、ここでは「三　グループとの関係」では詳しく述べないことにします。SVという役割を担う未完成の（修行中の）人間のフィルターを通した観察なので、SVの観察に基づく記述には、ある程度ＳＶの主観が混ざり込んでしまいます。Ａさんにとっては、ＳＶの観察とは異なる体験だったかもしれませんので、ＳＶＲの完成のためにはＡさん自身の意見も是非聞いておきたいものです。もしかしたら、ＳＶからＳＶＲ案を提示した後で、Ａさん自身からこの箇所について質問や異論が提示されるかもしれません。ＳＶはＡさんの意見に耳を傾けて、真摯に協力しあってＳＶＲの完成を目指します。

ところで、文体としてはやや冗長な表現になることがよくあります。ＳＶＲは主観を大切にする研修の記録なので、「誰が何を感じたのか」を明確にすることが求められ、説明的に主語等を多用する傾向があります。この例文を研修の参加者（ＳＶと研修生）以外の人が読んでも、詳しい状況は理解できないと思います。ＳＶＲの目的は研修生自身の体験の確認なので、基本的に参加者以外の人が読むことは想定されていません。例外的に、Ａさんが次の研修を受けるときのＳＶが目を通すことがあります。そのＳＶは、Ａさんの課題とその取り組みを把握したいでしょうから、そのことが伝わるような記述内容になるような配慮は必要です。

すべての研修生について平等な分量で述べられるとは限りません。Ａさんにとって、Ｂさんとの関係が濃厚であったとしたら、相対的に他の研修生との関係は希薄になってしまいます。私たちの日常の生活においてもそうであるように、周囲のすべての人たちにまったく同じように接することはできません。好きな人、嫌いな人、尊敬する人、苦手な人、親近感をもてる人、疎遠な人、さまざまな関係の中で私たちは生きています。ＣＰＥでは自分自身の感情に素直になることが求められます。素直な気持ちで他者と関わったときの体験のうち、特に研修生自身の学びとして意義深いことについて、ＳＶＲで記述しています。

（3）ＳＶとの関係

「四　ＳＶとの関係」についても、グループとの関係と同様な観点から記述しますが、実は、作成するＳＶ自身が問われるという、ＳＶにとって学びの機会でもあります。例えばAさんとBさんとの関係は、ＳＶから見れば客観的に記述できるのですが、ＡさんとＳＶ自身との関係を純粋に客観化するのは難しい作業です。ＣＰＥにおける三つの援助技法（支持・明確化・対峙）については、第３章で述べられています。支持と明確化は、ある程度相手との距離をもって関わることができますが、対峙の場合は、対峙する自分自身が問われてしまいます。もし、ＳＶ自身が対峙した場面について記述するならば、特に覚悟をもって筆を執る（キーをたたく）ことになります。先に述べたように、ＳＶＲはＳＶが作成して終わり、というものではなく、ＳＶＲ案を作成した後で、研修生からの意見・反論・修正案を待たなくてはならないからです。例えば次のようになります。

【例文二】〔ニ〕Ａさんは、Ａさんの会話記録セッションで、谷山ＳＩＴから「（Ａさんの態度に）イライラする。いつまで甘えてるつもりやねん！」と強い対峙を受けました。〔ホ〕これによりAさんは自分の他者依存的な態度に気づき、反省し、谷山に「僕も気づいてなかった。やっとわかりました」と答えました。〔ヘ〕Ａさんは谷山の対峙に感謝していました。

日常においてはこのような文章を書くことは気恥ずかしいものですが、ＣＰＥにおいてはそのような気恥ずかしさはむしろ相手との間に溝を作ってしまい、研修生それぞれの課題に向き合うには妨げになってしまいます。SVRを作成する時も、研修時と同じような思いで、研修生や自分自身に向き合うことになります。
もしかしたら、SVR案提示後に、Aさんから修正をもとめられるかもしれません。〔ニ〕〔ホ〕はほとんどが状況説明ですが、〔ヘ〕はSVの観察に基づく記述です。〔ヘ〕については異論があるかもしれません。もし、Aさんから「感謝はしていたけど、反発もあった」という意見が提示されたら、意見交換を経て、次のような修正案をもって合意するでしょう（あくまでも架空の設定です）。
〔ヘ〕谷山からの対峙についてAさんは、初めは反発したくなりましたが、後で感謝の気持ちも生じてきました。

（4）自分自身との関係

最後に、「五　自分自身との関係」については、研修生自身の気づきや、課題に関することを記述します。例文一で述べきれなかったことがあったと仮定して、ここで例示します。

【例文三】〔ト〕Aさんは、これまでのお母さんとの関係によって、他者からの肯定的なメッセージを素直に受け入れることに抵抗感をもっていました。〔チ〕Aさんの自己評価セッションで、Bさんからサポートを受けて、Bさんの肯定的なメッセージを素直に受け入れて、自分自身の変化を確認したAさんは、自分自身をほめてあげたい気持ちになりました。〔リ〕研修中にAさんが意識し続けた課題を、最後のセッションでクリアしました。

〔ト〕では、Aさん自身が研修中意識していた課題を確認しています。〔チ〕は例文一の要約です。〔リ〕は、Aさんがその課題を達成したことの確認です。〔リ〕はなくても作成者の意図は十分に伝わるでしょうが、SVがAさんを賞賛したい気持ちが、〔リ〕の文を付加させています。

課題は、短い研修期間中にすべて達成できるわけではありませんし、課題を達成することがすべてではありません。課題に気づくこと、取り組むことにこそ大きな意義があります。なおざりにせずに真摯に向き合う姿勢こそが、スピリチュアルケアに必要な資質なのです。取り組むべき課題は、研修生によって異なります。ある研修生が研修の最後でこのようなことを言っていました。「今回の研修生は、みんなそれぞれ違う課題をもっていて、目指す方向は異なるけど、それぞれが課題に取り組んで、それぞれに得るものがあったと思います。そのことが嬉しい」と。とても秀逸な、CPEをよく理解した言葉で、その場で聞いていた筆者も感動しました。

五　評価

CPEは専門職を養成するためのプログラムなので、研修生が将来的に専門職として活躍することについ

ていきます。

て、ＳＶが評価しています。より正確には、ＳＶが研修生を専門職として推薦できるかどうかという判断をしています。

第一段階は、研修生として受け入れるかどうかという判断です。事前に二名のＳＶ（グループを担当するものとは限らない）が面接をして、身心の健康、精神的な安定感と強さ、感情表現の豊かさ、セルフモニタリングできているか、研修の内容と目的を理解しているか等を確認します。自分自身を見つめる研修なので、ある程度タフであることが望まれます。

第二段階として、研修中に、研修を続行するべきか否かを判断することがあります。事前の面接では気づくことができなかった問題が浮上して、研修を続けることが研修生本人のためにならないと判断された場合、または実習先に迷惑をかけるおそれがある場合には、当該の研修生に研修打切り（離脱）を宣言することがあります[注1]。場合によっては心理療法を受けるよう指導することもあります[注2]。

第三段階がＳＶＲです。パスクのＳＶＲでは、本文の後にＳＶ作成者のコメントを付け加えています。ここでは、「専門職として推薦できる」、「今後の可能性に期待する」、「この研修はあなたには馴染まない」というメッセージを伝えています。

評価基準について、伊藤はかつて次のように述べています[注3]。簡易的な理解に役立つと思うのでここで紹介します。

・自己受容（性格、生育歴、経験、伝統）の度合い
・自己課題を直視し取り組む能力
・感情レベルでの自己／他者プロセスの理解力

・関係性運用能力・フィードバック能力
・自己の宗教的文化的伝統の有効な活用能力
・他者の文化へのセンシティビティ
このような基準をクリアした研修生を、パスクは専門職として推薦し、同時にＳＩＴとしてリクルートしています。

六　ＳＶの責任

ＳＶＲの案を作成し、ディスカッションを通して、ＳＶと研修生が向かい合うというプロセスには、ＳＶが研修生をエンパワーするという大切な目的が含まれています。評価を伝えるということも、本来的に、研修生のスピリチュアルな成長を願ってなされる行為だと理解しています。その評価の内容は、研修生にとっては容易に納得できない場合もあると思いますが、研修生が進むべき道を誤っているとＳＶが判断するならば、ＳＶは少なくとも「あなたの進むべきはこの道ではない」と伝えるべきでしょう。

筆者には、このような姿勢は、日本ではあまり受容されないのではないかという危惧があります。本人が望むならばどこまでも応援するべきだ、という風潮があるように感じられますが、それは本当に責任ある態度なのでしょうか。ましてや専門職という責任ある立場を目指すならば、自分自身の可能性だけでなく限界についても深く理解し把握しておくべきではないでしょうか。患者のために働く専門職が、専門職としての資質に欠けるとしたなら、迷惑が及ぶのは患者です。そのような事態を避けるように努めることはＳＶとしての重要な責任の一つなのです。

研修生をエンパワーして、個々の能力を伸ばしてもらうことは、ＳＶの重要な責務です。第3章でも述べられているように、スピリチュアルケアを普及させるためのパスクの社会的意義においても、ＳＶとして活躍し、専門職として活躍する人材を養成することが期待されています。そのためには、ＳＶ自身が自己研鑽を続け、必要に応じてプログラムの修正を行い続けることが望まれます。

【注】

注1　伊藤高章「スピリチュアリティと宗教の関係」（谷山洋三ほか『スピリチュアルケアを語る』関西学院大学出版会、二〇〇四年、七一―七二頁）に、米国での経験が紹介されている。

注2　R. J. Hunter ed. *Dictionary of Pastoral Care and Counseling, Expanded Edition*, Nashville, Abingdon Press, 2005 の 'Clinical Pastoral Education (CPE)' の解説には、スーパーバイザーの役割として次のように述べられている。「研修において問題が生じた場合は、（研修を続けながら）心理療法または結婚療法を受けるよう指導すること、乃至、研修打切り（を宣言する）までの範囲で介入することになる」（筆者訳、括弧内は筆者が補足）。

注3　伊藤高章「米国臨床牧会教育におけるスーパービジョンの焦点」日本ホスピス・在宅ケア研究会スピリチュアルケア部会編『テキスト　スピリチュアルケア　第二集』本ホスピス・在宅ケア研究会、二〇〇四年、九八―九九頁。

第5章　日本でのCPEプログラムの内容と体験

山本佳世子

一　はじめに

筆者は、二〇〇七年から二〇〇九年にかけて、臨床スピリチュアルケア協会（PASCH、以下パスク）が行っている一週間の専門職プログラムに三度、参加しました。このプログラムは、他の章でも述べられているように、米国の臨床牧会教育（以下CPE）をベースに、それを日本に適用できるようにアレンジされたものです。第九章で詳しく述べられますが、米国のCPEとパスクのプログラムの大きな違いとして、米国では何らかの宗教的教育を受けていることが研修参加の条件とされているのに対し、パスクではそうした制限がないことが挙げられます。実際、筆者も特定の信仰を持たず、何らかの宗教的教育を受けたことがありません。そのため、パスクのプログラムを「牧会」というキリスト者への教育を意味するCPEと呼ぶことが妥当なのかどうかは、議論の余地があります。しかし、ＣＰＥに類するプログラムとして、筆者が経験したプログラムも、広義のＣＰＥとして、本章では暫定的に呼称することとします。また、米国のＣＰＥは一ユニット三カ月以上という長期プログラムになっていますが、現在パスクで行っているものは、最長でも一週間のものになります。

本章は、日本でのＣＰＥとして、筆者が体験したパスクの専門職プログラムの内容を紹介するものです[注1]。その際、参加者が経験する心理・精神面での内的過程やその意味の記述は次章に譲り、本章ではプログラムを構成するグループワークや病床訪問について、特にその形態や手順といった内容を提示し、最後に、日本におけるＣＰＥプログラムの限界や課題を記したいと思います。

二　プログラム概要

パスクで行っているプログラムは、大まかに、次のようなものになります[注2]。

・理念：専門職を志す参加者へのスピリチュアルケアを通して、臨床スピリチュアルケア専門職を養成する。
・構成：一グループ参加者六名程度、スーパーバイザー二名、オブザーバー一名以上。
・学習課題：参加者は次の内容を通じて、参加者相互の「支持」「明確化」「対峙」を学習する。

・内容：
▽臨床実習（一週間）：グループワーク（①学習目標の提示、②生育歴の語り、③講話の提示、④会話記録の作成と提示（一－二部）、⑤個人スーパービジョン（一－二回）、⑥自己評価レポートの提示）と病床訪問
▽事後研修

この理念が表す通り、ＣＰＥはスピリチュアルケアの技術を教えるものではありません。そもそもスピリチュアルケアに技術、ハウツーといったものがあるわけもありません。というのは、スピリチュアルな問いや痛みは、技術的に他者の介入によって解決されるものではないからです。むしろ、他者の力を借りながら、自らの内面において、そうした問いや痛みを味わう営みこそがスピリチュアルケアであり、その作業のさなかに共に居り、その営みをともに経験するのがスピリチュアルケア専門職の役目であると考えます。

この研修では、そうした営みを自ら経験することが課されます。徹底的に自己を見つめ、自己を深めていく中で、自らが負っている傷や背負っている荷物と向き合うことを強いられます。自身の感情をできる限り味わい、その感情を言語化することで、他者にその想いを伝えます。グループの皆がそれぞれの想いを伝え合い、その場を共有することで、お互いがお互いをケアし、自らがケアされていく経験をするのです。

グループワークでは、参加者とスーパーバイザー（ＣＰＥの指導者、以下ＳＶ）が円になって座り、一人が発表し、それに基づいてグループ参加者が感じたことをシェアしていく形で進められます。話を聞いているメンバーは、話が終わると、まず一言で「今、何を感じているか」を聞かれます。これは全てのワークを通じて

為されることです。決して内容へのアドバイスや指摘が求められているのではありません。頭で考えるのではなく、そのとき何を「感じている」のか、自らの感情の動きを見つめ、味わい、それを伝えることを求められます。日常においては、考えて行動することを多く求められる我々にとって、何を「感じている」のかを認識し、的確に表現することは案外難しいものです。あたたかい。嬉しい。ほっとした。寂しい。辛い。悲しい。もやもやする。いらいらする。といった具合です。これは、発表者にしても同じです。自らの経験――しかも事実の羅列や説明ではなく、主観的な経験――を赤裸々に語るということはそうはありません。語ってみて、どんな感じがするか。メンバーの言葉を聞いて、どんな感じがしたか。それを表現します。

そこで、それぞれの課題を明らかにされ、深められていきます。さらにはそれぞれが抱えるそうした課題を「支持」「明確化」「対峙」を通じてケアしていくという作業がなされます。「支持」とは、その人の話に共感し、認め、受け止めること。「明確化」とは、その人が整理あるいは適切に表現できずにいる感情を明確にし、整理するのを手助けすること。そして「対峙」とは、その人が気づいていないことを提示することです。対峙は時に相手の思いに反することもありますが、それは必然的に、その問題についてさらに取り組むことを促します。[注3]

その際に、重要な三つのルールがあります。すなわち、①遠慮なし、②パスあり、③守秘義務を守る、の三つです。グループの中では、何を言ってもいいし、何も言わなくてもいい。グループワークにおいては、「支持」「明確化」「対峙」といった形で他者が自らの内部に入り込んできます。自身の内面において大切に持っている感情を、必ずしもすべてさらけ出す必要はありません。自らにとってその必要があり、その準備ができたときにのみ、応えればいいのです。自身の境界線をどこに設定するか。それを自覚的に決定していくこともまた、この研修で獲得すべき、大切な課題となります。そしてグループの中で見聞きしたことには全て、守秘義務が課せられるため、セッションが終わったら、セッションで語られた話をしてはなりません。それは、部外者に対してはもちろん、グループのメンバー同士でも、同様です。言い足りないこと、話の続きがあるのであれば、セッションの中で話さなくてはなりません。それが保証されているために、参加者は安心して、自己をさらけ出すことが認められるのです。

三　プログラム詳細

以下、個々のプログラムの内容を詳述します。

(1) 学習目標の提示

本研修を受けるに当って、各々は学習目標を提示することが求められます。なぜ、ＣＰＥを受けるのか。どのようなスピリチュアルケア専門職を目指しているのか。それを実現するに当って、自ら自覚している課題はどのようなものなのか。以上のようなことを、事前に提出します。場合によっては、グループの中で発表します。もちろん、研修が進む中で、新たな課題が見つかるかもしれません。しかし、まずは課題を明確にし、その課題に意識的に取り組む形で研修が進められていきます。

（2）生育歴の語り

それぞれ、事前に自己の生育歴を提出しています。グループでは、用意してきた家系図をメンバーに配り、それに基づいて生育歴を発表します。この生育歴の語りでは、まず生育歴を書くということ自体にひとつの意味があります。これまでの人生を振り返り、言語化することは、それぞれの出来事とそのとき覚えた感情を追体験するだけでなく、一連の出来事を自分なりに整理することにつながります。書いている中で様々な感情が自然と沸き起こり、必然的に自己を見つめ直さざるを得なくなります。そこでは整理できている出来事、未だに消化できていない出来事、あるいは頭では整理できていても感情が追いつかないことなどがはっきりしてきます。その人の抱える課題や背負っている傷、荷物といったものは往々にして育ってきた環境や人間関係に由来することが多くあります。生育歴を書くことは、そのまま自らの課題を浮かび上がらせる作業でもあるのです。

それをメンバーの前で語ることにも、もちろん意味があります。研修最初のグループワークということで、メンバーの相互理解を促す意味合いももちろんあります。しかしそれ以上に、自己の人生を見つめ直し、現在抱えている問題や課題に気付かされるものです。書いているときは平気だったのに、話し出すと涙が止まらなくなる、という参加者も多くいます。人によっては、書いた内容のすべてを語るとも限りません。まだ人に話せるだけの心の準備ができていないこと、逆に、話し出すと止まらなくなることもあるでしょう。

また、他のメンバーの生育歴を聞くことも大切です。その人が、どのような環境で育ち、どのような経験を経てきた、どのような背景をもった人なのか。初対面のメンバーも多い中で、他者理解につながります。それと同時に、話を聞く中で、どのような感情の動きが自らの内面で起こるのか、それを味わうことも重要です。他のすべてのグループワークにも通じますが、どのような話に心動かされるのか、心乱されるのか、反発を覚えるのか。それは何故なのか。自らの内面の動きを存分に味わいながら人の話を聞くことは、聞く側の自己理解にもつながるのです。

（3）講話の提示

次に、講話の提示があります。これは「病棟内で患者・家族向けに一〇分程度の講話をする」ことを想定して、その内容を文章化したものです。その原稿をメンバーに配り、読み進める形でグループワークが進められるわけですが、何か技術的な講習や演習をするのではなく、自らの信念や大事にしている価値観、生き様、あるいはそれを端的に表す経験などを語ってもらいます。これは宗教者にとっては「説教」や「法話」に近い内容でしょう。とはいえ、様々な宗教的背景を持つ（あるいは持たない）患者・家族に対して、聞くに値する内容でなければならないのであって、布教の場ではないことだけは、宗教者はしかと肝に銘じる必要があります。

この講和の原稿を書くのが、宗教者でない筆者にとっては非常に難しいものでした。確かに、何かしらの信念や理念、座右の銘のようなものを持って、日々生きているわけですが、自分が生きていくうえでの土台となっているような価値観について、意識的に考えることはなかなかありません。さらに、それを患者・家族に対して話すという設定なわけですから、当然独りよがりの、ただの告白的な文章になってはいけませんし、何かしらの形で患者・家族の役に立つ、あるいはためになる話でなければなりません。

さて、とはいえ実際には患者・家族の前で話すわけではなく、そのつもりで、メンバーの前で発表をします。その際、やはり自身の抱える課題を意識した語りが望まれます。メンバーはその話を聞いて、どのような感じがしたのか、フィードバックをします。その内容そのものよりも、発表者が、なぜそのような話をするに至ったのか、その発表者のありように関心を向けます。

（4）病床訪問

参加者は、グループワークの合間に病床訪問を行います。メンバーはそれぞれ別々の病棟に配属され、病棟の看護師に患者や家族、時にはスタッフを紹介していただき、話を伺います。話を伺ったら、サマリーシートにまとめ、ＳＶに提出し、確認のチェックを受けた後に病棟に提出します。

病床訪問は、担当病棟を決めることから始まります。内科、外科、産婦人科、小児科、ＩＣＵ、外来……。メンバーそれぞれが希望の病棟を提示し、その際にはなぜその病棟を希望するのかを明確にします。他のメンバーと希望が重なった場合には、じゃんけんや「譲って」決めるのではなく、それぞれの学習目標を確認しあい、その目的のためには他の病棟も候補となりうるのか、きちんと話し合って決めることが求められます。自己開示と自己主張ができなくては、訪問する病棟すら、決まらないのです。

さて、病棟では、看護師に紹介していただいた患者や家族と話をすることが基本となります。個室であればその部屋で、大部屋であれば患者の希望に沿ってベッドサイドの他にも、別部屋に移動してお話を聞くこともあります。研修中、必要があれば、次の機会にもまた、その方のもとを訪れます。そう、訪れるのです。これは実は一般的なカウンセリングとの非常に大きな違いです。カウンセリングでは、クライアントがセラピストのもとを訪れます。しかしスピリチュアルケアにおいては、スピリチュアルケア専門職が患者や家族のもとを訪れるのです。それは、彼らの世界にこちらから入っていくことを意味します。

さて、そこでは研修中の身であるとしても、一人の「スピリチュアルケア専門職」として患者・家族と対することになります。しかし、参加者の多くは学生であったり、宗教者であったり、元患者・家族であったりするため、臨床現場で患者・家族と接することは初めての人も多いです。また、医療者であっても、医師や看護師、ソーシャルワーカーといった肩書・役割を外れて、患者・家族と接する、つまり医療や看護・介護を施すのではなくただ話を聞く人として接することには慣れていません。そこでは、それまで培ってきた社会的ステータスは何の役にも立ちません。ただ、一人の人として、患者・家族と相対するしかないのです。とはいえ、実際にはただの世間話で終わってしまうこともあります。それ自体を無意味とは言いませんが、他者の世界に入り込み、その内面の葛藤や矛盾を表出してもらうには、自身がそれに値する人間であるのかどうか、その人間性が常に問われるのです。そして、深いコミュニケーションが成立したとき、スピリチュアルケア専門職が患者・家族をケアするだけでなく、患者・家族に自らケアされるという体験をします。スピリチュアルケアにおいては、双方向的なケアがなされるのです。

病棟ではチーム医療で一人ひとりの患者のケアにあたっています。そのため、スピリチュアルケア専門職が患者・家族とどのような話をしたのか、必要な情報を共有しなくてはなりません。提出するシートには決められたフォーマットはありませんが、[注4]面接日・時間・場所及び主な会話内容などをまとめたものを提出します。この記録は、もちろん参加者にとっても大切な記録であり、まとめでもありますが、何よりも病棟に提出するものであることを意識したシート作りが求められます。グループワークでは自己洞察が求められますが、提出するシートは被面接者のことよりも面接者の内面的洞察ばかりであったりしては問題です。

（5）会話記録の作成と提示

参加者は、病床訪問での会話記録の作成と提示が求められます。とはいえ、患者・家族との話は録音されるわけではありませんので、記憶を頼りに逐語録を作成することとなります。その際には、その会話における患者・家族の表情や、面接者の感情の動きもできるだけ言語化するように努めます。録音された上での記録ではないため、発表者のフィルターを通した、発表者の解釈による会話記録となります。いくらでも嘘をつけるし、都合のいい会話記録となる可能性も否定できません。しかし、だからこそ、その人の内面のありようを、実に正直に映し出すのがこの会話記録です。

グループワークでは、ロールプレイのような形で発表が進みます。発表者が語り手である患者・家族役をし、その他に発表者本人である聞き手役とト書き担当をグループ内で指名します。発表者は、実際の会話の相手役をすることで、相手がどんな気持ちだったのか、どんな感情だったのかを追体験しようとします。

このグループワークでも、その話を聞いて何を感じたのか、お互いに伝え合うわけですが、その際の関心の中心は決して会話記録に登場する患者・家族ではありません。発表者自身の内面のありようがグループの関心の中心になります。患者・家族に「よりよいケア」をするにはどうするべきだったのかを語るのではなく、その会話に現れる発表者のありようについて語るのです。なぜ、その場面でそのような態度をとったのか。そのような反応をするあなたは何者なのか。とことん、発表者自身を突き詰めてゆくのです。発表者は、その会話、患者・家族が鏡となって自分自身を写し出され、自身の課題と向き合い、自己理解を深めることを求められます。

(6) 個人スーパービジョン

各グループワークと病床訪問の合間に、個人スーパービジョンがあります。これは、ＳＶと参加者一名（及びオブザーバー）だけでなされるワークです。それぞれの学習目標について、これまでのグループワークでの経験について、他のメンバーとの関係について、時にＳＶに対する不満なども含めた思いの丈を語る場となります。

学習目標はどの程度達成されているか、あるいはされていないのか。それまでのワークでなんとなく明らかになってきた現時点での課題を明確にすると同時に、その課題をどのように捉えているのか、どう向き合っていくのかを問題とします。さらには、研修後、どのような形でスピリチュアルケアにかかわっていくのか、今回の経験をどのように活かしていくのかも話題となります。このスーパービジョンを通じて、より明確な、今後の方向性が示されることとなります。

（7）自己評価レポートの提示

最終日には、次の項目について、できるだけ簡潔にまとめ、自己評価レポートとして提示します。

Ⅰ　研修での経験
①患者・家族との関わり
②病棟・医療者との関わり
③グループとの関わり
④ＳＶとの関わり
⑤自分自身との関わり
⑥スピリチュアルケアとは

Ⅱ　一週間の自分の変化
①どのような時期だったか
②どのような出来事が変化させたか

Ⅲ　次の一手

グループとの関わり、ＳＶとの関わりでは、メンバーおよびＳＶ一人ひとりについて記します。全体でＡ四用紙一―二枚程度の分量にまとめるため、それぞれの項目ついて書ける量は非常に限られています。

一週間の非常に濃密な経験を、一枚にまとめるというのは、至難の業です。しかし、その一枚にまとめていく作業、一週間の経験を言語化する作業は、時に混乱し、感情が大きく揺れている状態を、沈静化させ、落着かせていく時間でもあります。この次の日から、現実の日常生活に戻っていかなくてはなりません。仕事に戻らなくてはなりません。感情の動きに注目し、その中でこれまで大事にしまっていた心の宝箱を開けてしまうのがこの研修です。心を開くことで見えてくることは実に多くあります。しかし、開いたままでは、非常にセンシティブで、感受性が強すぎて、日常生活を送るのに、時に困難をきたします。その一週間の経験を冷静に見つめなおすことで、心を開いたことで取り出したものや想いを大事にしながら、その心の扉をもう一度閉じ、日常生活に戻る準備をするのです。

（8）事後研修

事後研修はまさに、研修後、無事に日常生活に戻れているか、みんなで確認しあう場です。研修の約一カ月後に集まり、その一カ月をどのように過ごしたか、研修の影響がどのように出ているか、話し合います。感情が揺れてしまい、ちょっと気を緩めると涙が出てきてしまい、日常生活を送るのに苦労をしている人もいます。うまく日常にフィットできている人もいます。研修後、自らの課題に新たな展開が生まれた人もいます。がんばろうと思ったがなかなかうまくいかない人もいます。そうしたことを語り合い、認めあい、励ましあい、さらに次のステップに進む後押しをするのが事後研修です。

以上が現在パスクで行っているＣＰＥプログラムの内容になります。

四　おわりに

最後に、これまで紹介してきた現在のパスクのプログラムの限界と課題を四点示したいと思います。すなわち、①信仰心の取り扱い、②セーフティネットの確保、③SVの育成、④プログラムの充実と社会的認知です。

(1) 信仰心の取り扱い

スピリチュアルケアの現場で出会う患者や家族の多くが、生きる意味や自己の存在の意義を問う実存的な問題を抱えていると同時に、死んだらどうなるのか、という問いも抱えています。こうした問いそのものを受け止め、その答えを模索する過程がまさにスピリチュアルケアであると考えますが、そこでは超越的次元や「宗教的なもの」への認識や理解が必要不可欠となるでしょう。また、様々な理不尽な出来事に相対する中で、スピリチュアルケアをするもの自身も、自らを支え、依って立つ信念が必要でしょう。

そのため、冒頭に述べたとおり、米国では宗教的教育を受けていることが、CPEのトレーニングに参加する条件となっています。しかし日本においては既成宗教に自覚的に加入している人口が極めて少ないことを考えると、スピリチュアルケアの提供者を宗教者に限定することは現実的ではありません。それにも関わらず、パスクによるCPEが始まった当初、SVは皆、宗教者でした。パスクのCPEプログラムは、信仰の有無にかかわらず受けることが可能であり、受講者の多くは既成宗教への信仰を持ちません。現在では既成宗教への信仰を持たないＳＶも若干名、存在します。とはいえ、やはり信仰を持たないものがスピリチュアルケアの現場に立つことを目指し、ＣＰＥを受ける意味をきちんと考えていく必要があります。

信仰を持つものは超越的次元について「神、あるいは仏、あるいは大いなるもの」といった特定の既成宗教に偏らない言い方などをし、他宗教のものや信仰を持たないものに配慮します。しかし信仰を持たないものは、その「大いなるもの」という言葉にすら、違和感を覚えることがあります。先立ったものとの死後の再会を信じ、親しいものが亡くなっても尚つながりを持ちつづけることができると信じていても、そこに「大いなるもの」は必ずしも介在するとは限りません。あるいは人知を超えた力を感じ、超越的次元の存在に希望を抱きつつも、そうした存在を断定することには抵抗を覚えたりもします。こうした感覚を宗教者がどの程度理解できているのでしょうか。宗教者であるＳＶの言葉に、信仰を持たない研修者は違和感を覚えることがあるかもしれません。

一方で、信仰を持たないものが信仰を持つものをどの程度理解できるのか、といった逆の問題もあります。信仰を持たないＳＶが信仰を持つ研修者の信仰のありようを理解できるのか。信仰を持たない研修者が、信仰を持つ患者・家族を理解できるのか。信仰を持つものの言葉を聞いたときに、信仰を持たないものは時にその言葉が理解できず「ぽかーん」としてしまったり、それどころか反感を覚えたりすることがあります。信仰を持つものが信仰を持たないもののありようを理解することも重要ですし、逆に信仰を持たないものが信仰を持つもののありようを理解できるように促すことも、この研修では求められてくるように思います。

スピリチュアルケアが宗教や信仰というものにどのように向き合っていくのか。信仰を持つものも持たないものも、真摯に向き合う必要のある課題でしょう。

（2）セーフティネットの確保

次に、セーフティネットの確保です。参加者の非常に大切な体験に踏み込むことは、時に参加者を精神的に追い詰めることとなります。特に強い「明確化」や「対峙」は時に参加者を追い詰めます。それが効果的な場合もありますが、開けたくない、あるいは開けてしまってはやっていかれない、心の宝箱を無理やりに開けられてしまうことがありえます。一度取り出してしまったものは、二度と元には戻りません。覆水は盆に返らないのです。その当事者にそれを受け止める準備ができていなかったとき、待ち受けるのはカオスです。

その時は、グループのＳＶはそのカオスを鎮めるために、対象者にとことん付き合わなければなりません。逃げ出すことは許されません。ＳＶ自身がそのカオスの一因である場合、あるいは研修後に日常に戻ることに大きな支障をきたす場合には、適切な判断をもって、他機関や他者に委ねなければなりません。そのためのネットワークの構築、セーフティネットの確保が不可欠です。

また、ＳＶはそれだけの危険を伴った行為を自らがしていることを自覚し、責任を持ってグループを運営していくだけの技量と度量が求められます。

（3）スーパーバイザーの育成

三つめに、ＳＶの育成を課題として挙げたいと思います。日本でＣＰＥを普及させたくとも、参加希望者は確実に増えてはいますが、それを行うＳＶが足りていません。ＳＶの育成が急務となっています。

現在、パスクのＣＰＥを受けたものから、ＳＶにその資格があると認められ、本人が希望したものがスーパーバイザー・イン・トレーニング[注5]（ＳＶを目指して訓練を受けている者、以下ＳＩＴ）となります。この際に、当然ながら、育成を急ぐために、質が低下することのないようにすることが重要となってきます。それはまさに前項で挙げたこのプログラムの危険性のためです。ＳＶが未熟であれば、担当したグループの統制が利かなくなり、グループが崩壊してしまう可能性、時には被害者が出てしまう可能性も否定できません。

米国では、最低三カ月のＣＰＥの訓練を受けています。しかし、現在のパスクのプログラムは最長で一週間です。ＳＩＴになる前に、それを複数回受けることはあります。ＳＩＴになってからも、ときに参加者としてＣＰＥを再度受けることもあります。そしてこの一週間は非常に濃密なプログラムであるという自負もあります。しかし、それでも、ＳＶの育成を急ぐあまり、質が見落とされていないか、ＳＶの質がきちんと担保されているのか、常にチェックし続ける仕組みと姿勢が、参加者の安全確保のためにも、求められます。

（4）プログラムの充実と社会的認知

また、ＣＰＥ修了者をスピリチュアルケア専門職として受け入れる社会体制の構築が不可欠です。ＣＰＥが有効なものであるとして社会的に認知されなければ、修了者がその成果を社会に還元していくことができません。現在、数カ所の病院でパスクのＣＰＥ修了者がスピリチュアルケア専門職として働いていますが、それは全国的にみれば、極めて例外的なことです。スピリチュアルケアの必要性を理解していただき、そのための専門職が有用であることを理解していただき、さらにＣＰＥのプログラムを信頼していただく必要があります。

そのためには啓蒙運動も重要ですが、それに値するだけのプログラムとなっているのか、常にチェックをしていくことが重要です。先に述べたように、米国では一ユニット三カ月以上のプログラムが標準となっています。一週間のプログラムで十分なのか。今後、日本でより長期のプログラムへと発展させていくことが必要なのか。必要であるならば、それは可能なのか、議論が待たれます。[注6]

以上、自戒の念も含め、日本におけるＣＰＥの課題を挙げました。現在、ＣＰＥは日本において、確実な広がりを見せており、ＣＰＥを経たスピリチュアルケア専門職が活躍する場面も着実に増えています。右で挙げた課題を常に胸に留めつつ、実存的な問いを抱え、苦しむ方々を支え、共に歩むことのできるものが増えていくことを願ってやみません。

【注】

注1　日本においては、パスクの他にも、臨床パストラル教育研究センターなどでもＣＰＥに類したプログラムが実施されています。本章では、日本におけるＣＰＥとして、パスクで行っているものに限り、紹介します。

注2　パスクによる「第8回：二〇一〇年春期専門職プログラム（Program for Spiritual Care Chaplain = PSCC8）」の参加者募集のチラシを参照しました。

注3　この三つの内実については、第6章に詳しいです。

注4　研修においては決まったフォーマットは利用していませんが、パスクのメンバーがスピリチュアルケア専門職として臨床現場に訪れる際は、共通のフォーマットを利用しています。

注5　ＳＶには正規のＳＶとＳＩＴがいます。本章では、特に断りがない限り、両者を含めて、単に「ＳＶ」と記しています。正規のＳＶになるには、まずＳＩＴとして訓練を積むことが求められます。研修のオブザーブをしたり、ＳＶとともにグループのスーパーバイズをする中で、経験を積んでいきます。その間は、ＳＩＴもＳＶによるスーパーバイズを受けています。一定の経験を積んだ上で、正規のＳＶとなります。詳しくは第4章を参照。

注6　その一つの試みとして、上智大学グリーフケア研究所が始めた人材養成講座があります。この専門職養成コースでは、まず上述した一週間のＣＰＥの集中プログラムを実施し、その後もそれぞれの受講生が臨床現場を持ち続け、週一回のグループワークとＳＶからのスーパーバイズを受けながら、一年間を過ごします。その間にも半年ごとに集中プログラムを行うことを予定しています。この講座は二〇一〇年三月現在でまだ始まったばかりであり、専門職養成コースの修了者が出ていないので、その成果はいまだ未知数ではありますが、注目すべき取り組みであると言えましょう。

第6章　パスク専門職研修を体験して

中　英子

一　はじめに

「研修はどうでしたか?」の問いに、「まるで肌を金たわしでこすられたような経験でした」というのが研修直後の私の答えです。いま年二回、春と夏にこの研修は開催されていますが、私の受けたのは第一回目、つまり臨床スピリチュアルケア協会（ＰＡＳＣＨ、以下パスク）専門職研修一回生です。研修を終えた感想は直後だけではなく、今もたずねられるごとに同じことを言っています。

鍋ならば黒焦げの痕が金たわしで思いっきりこすられると、ピカピカひかるのですが、人間となると血が滲みでること間違いなしです。でも心を持つ人間はその奥底にたまっていた汚泥が、皮膚の痛みの少し後に流れ出ます。結果として、少なくとも自分の身に起きたので、この痛さは産みの苦しみのようなものでしたと追加説明をしています。

実は二十代の半ばに、属していた教団から、当時は在日コリアン女性としては珍しいカナダに留学の機会を与えられました。その準備として立教大学が主催していたＪＩＣＥのグループダイナミックスの研修を一週間、富士の裾野にある御殿場のＹＭＣＡ東山荘で受けたことがあります。

その経験は散々たるものでした。何がなんなのか分らないまま、つまり異文化と触れ合うための必修の前訓練ということでしたが、見ず知らずの異種の人たちとの濃密な接触は想像を超えてきつかったです。もったいないことにその人たちの中で、自分を深く見つめ、理解するということができないまま、留学へと出かけました。

ただ、グループの中のある人に「申さんはまるで間接照明のようだ」といわれたこと、終わって人目につかないところで、一人で激しく泣いたことは覚えています（この訓練にはトレーナーが積極的に関ることがなく、特別なケアもないまま終ったように思います）。

その後、留学先のトロントで、都市宣教の訓練機関主催のフィールドワークに参加し、そのプログラムの中のグループダイナミックスのワークにも参加しました。けれども、ここでも十分にそのプログラムに参加できていたとは思えませんでした。

それから数十年たっての本格的な臨床牧会教育（以下ＣＰＥ）に限りなく近いパスクのＣＰＥ体験に出会いました。年齢的にはいささか遅い参加となりました。しかし、キリスト教の牧師としてこの十年は専門的学びを重ねつつ、ライフワークとして臨床スピリチュアルケアに深く関っていきたい、と心が定まっていた時で、実にタイムリーな研修参加のチャンス到来でした。

二　私のこだわり

スピリチュアルケアのケアワーカーは、自分が関る患者さんのSpiritual Journey（スピリチュアルな旅）のサポートや「場のいのちのケア」と深く係ります。そのためにはケアワーカー自身の人生の旅の理解と「今、ここに」いる自分に対しての十分なケアが出来ていなければ、実践することは不可能です。以前から受けたかったこのＣＰＥの研修で、自己探求の旅の振り返りと自分のスピリチュアルペインの実体にいやが応でも直面せざるを得ませんでした。研修がはじまる前には、そこまでの予想はついていませんでした。

それと私には出自から来るある問いがありました。差別、抑圧、疎外などがはびこる世にあって、社会正義の実現と個人のありようについての関係を問う問いでした。

つまり社会の不条理に個人は何もできないのか、という絶望的な考えが、研修のたびに（第六回目の研修とビハーラ二一での研修参加）、修正されて行く経験をしました。その確信はある大学生の臨床牧会教育でのＳＶ体験（supervision）、数回にわたるパスクの研修オブザーバーとしての観察からも深められました。それはあたかも、暗闇に一条の光が見えて来るような思いでした。その思いを深める実践の場がとりもなおさず研修仲間との共有の時間（生育歴発表、講話、病床での会話記録の分かち合い）でした。

またふと目にした次のことばは大いなるヒントを与えてくれました。

人間の間には人間であるがゆえの連帯がある。この連帯を通じて各人はこの世界で侵されるあらゆる不正、悪、特に目の前で犯されている、つまり知らぬはずのない犯罪に対して責任を分かち合うものである。

カール・ヤスパース（スティーブ・ビコ『俺は書きたいことを書く』現代企画室、一四七頁）

差別を受け、また時と場所が変わると自分も差別する側にいることになる現実の世界で、何をもって、それ（加害性）を阻止することができるのか。

この問いに「知らぬはずのない犯罪」とつき付けられたことは、とりもなおさず、ＣＰＥの中で起きる「今、ここで」の関りの歪みでありました。

犯罪ということばは仰々しいですが、こうも考えられるのではないでしょうか。今ここで、共に居ることのできない人を無視すること。異質な人間、好きになれない人、そして、「共に居よう」と呼びかけて努力してくれている人に誠実に応えないこと。このように、今ある現実から逃げることは犯罪に等しいのではないでしょうか。

実にその場は自分をどれだけ開示し、他者と関っていくか（自己愛と他者への愛）が問われる場でありました。どんなに厳しい批判にさらされようとも、「人間の間には人間であるがゆえの連帯がある」とヤスパースがそう言い切ってくれることで勇気と希望が与えられます。一週間を共にする研修仲間との連帯ができないで、どこで、誰と連帯するのか、との問いをつき付けられました。

三　研修のはじまり

参加者が集まったところでびっくりしました。わたし以外の参加者はなんと二〇代後半から三〇代の若い人たちではありませんか。スーパーバイザー（ＣＰＥの指導者、以下ＳＶ）はＫ先生とＴ先生（この先生も三〇代）、オブザーバーはＩ先生とＡさんでした。

はじめのオリエンテーションは研修会場となる病院の近くのお寺でもたれました。立派なお寺で、研修の場もゆったりありました。一番初めは会話記録の書き方の練習でした。二人一組となって、二〇分くらいお互いに自己紹介をします。メモを取らないで会話記録を作成するのです。正直あせりました。相手に対して間違ったことを言うことにならないか、と。

それに続いて一人ひとりの生育歴の発表がありました。これがあとからのすべてのセッションで大きな影響を及ぼすことになるとはまだ気が付いていませんでした。大体の人は祖父母までさかのぼります。私の場合は日本帝国主義による植民地時代を生きた祖父母、両親のことも披瀝したので、他の参加者たちは知らない世界のことを聞かされてびっくりしているようでした。心の中で「そうよ。こんな人間が、この日本にはたくさんいるの。それに見えない存在として息を潜めて暮らしている者もいることを忘れないでね」という気持ちも添えている自分がいました。

研修がはじまり、はじめて市立堺病院に行った日ははっきり覚えています。当時私がチャプレン代行を勤めていた高校に、次の春、息子が進学を目指していると言って、ある看護師が話しかけてきました。なんか助け舟を出してもらった気がしました。あとでこの私をよく見ていたT先生はそのすがるような私の態度をずばりと指摘してくれました。実際、はじめての病院での訓練を前にして、心細かった自分にとっては、捕まえていたい看護師の存在でした。

四　グループとのかかわり

研修生たちは私以外とても若く、自分の子供の年齢に近かったのですが、そこでの訓練が終わるころの正直な気持ちは、まるでこちらが小さな妹で、成熟したお兄さんとお姉さんたちに出会ったという感覚でした。それまでプログラムは病棟訪問も挟んで、生育歴、講話、会話記録の発表とその後、ＳＶを交えて仲間とのやり取りが続きます。実際、仲間からの厳しい言葉が飛んできます。頭が真っ白になり、顔が赤くなったり、真っ青になったり、目から火がでるような気持ちにもなりました。大抵は、私が感情を言い表すことができないことに対するものでした。「間接照明」の代わりに「申さんは、モグラみたい。叩いたらひっこみ、ひっこんだと思ったら出てくる」ということも言われました。ボーっとしながらも、自分でも当たっていると実感していました。どうして自分はこうなのだろう。年長者なのに劣等生じゃないか。

また自分と似てストレートに感情表現ができないで苦しんでいる人を見ていると、止められないほど涙が出てきます。そんな自分を訝しく思っていました。しかし、そのうち、その似ている人の苦しみが、自分に重なり、実は自分自身に涙を流していることに気がつきました。

しばらくは自分の感情をストレートに出す方法が分からなく戸惑っていましたが、自分も、仲間に入れてもらい、一緒に成長したいと切実に思うようになりました。あたかもひとりっ子で育った自分が、ほんとうはこんなにも厳しくて優しい姉兄がいるのだ、との感じでした。時に仲間とSVから直球や変化球を投げつけられて痛くて辛いけど、それが「あなたがここに居て欲しい」との彼ら・彼女らの優しさだと知らされました。勿論その間、聞きたくないことを言われると「あんたたち、何もわかっていないのね。すごく苦しかった私の苦しみをどうして理解できるの」と言い訳したいときもありました。が、次第に気づいていったことは、これも頭の分析に頼り防衛する逃げの手段のひとつでもあったということです。言い訳ばかりしていては「人間としての今、ここでの連帯」とは程遠くなるのです。

ある講話の時間でのこと。発表に当たっていた人が一大決心をして文字どおり体を震わせながら辛い経験を語りはじめました。感情が動くより先に、すごいことを語る人だなあ、と頭で分析している自分がいました。すぐ横におられたSVにつぶやくように言ったことばを思い出すと今も赤面します。「あの時の申さんは高みにいる教師のようだった」と言ってくれた仲間がいましたが、的を射た表現でした。

これが後で、若い頃似たような経験をした自分自身に対しても、あまりにも覚めた冷たい態度をとることしか出来なかったことと関連していたのだと判りました。「人は自分を受け容れるくらいしか他者を受け容れられない」、ということは真実であります。

五　病室訪問

牧師としての身分で、知っている人のお見舞いに病院に行くのとは違って、まったく互いに未知の関係で、それも生死に関る病を得ている人と出会うのは初めてのことでした。患者さんの苦しみに寄り添う前に、どんな人なのか過剰に緊張してしまう自分がいました。七二歳の男性ということを聞いただけで、難しいのではと構えます。

実は副業として、新しい仕事を探す中で、こちらの正体が分かるとはじめの条件はどこへやら、手の平を返すような仕打ちを数多く経験してきていました。今回も自分が首からかけている名札は「申」とあり、ちょっと考えると在日コリアンと分かります。寄り添うなどとこちらが思っていても、在日ということで拒否されたらどうしよう。病室訪問前に、心の中で「大丈夫」と一生懸命自分をはげましていました。

その患者さんは、帰宅してから、お連れ合いさんに頼らねば手術後の人工膀胱用のポシェット装着操作ができないことに、苦しんでおられました。「頼む」の一言が言えない。言って断られたらどうするかと。

数回の対話の中で、幼少時以来ずっと上り坂の人生であったため、ほんとうの挫折は今回の入院が初めてだと言われました。彼は「信じるものは何も無い」「私は自分で決めたことしかしない頑固者」と繰り返します。しかし、ふと、幼い時、死に直面していた祖母の姿と信仰を思い出し、私に未知の仏教のお話をたくさんしてくださいました。

終わりに近づくにつれ、この方の、帰宅後の不安と今のいらだちを軽くするにはどうすればよいのか迷いました。結局、押し付けがましくないように気を配りつつ、考えておられるほど、女性はそんなに冷たくないですよ、上手くいくように阿弥陀さまにお願いしましょう、の二つを伝えました。ルール違反になったのかも知れません。しかし、その場ではそれが最もふさわしいと判断し、それが私にできる精一杯のことでした。

六　厳しさと優しさの個人スーパービジョン

グループでのＳＶは、時に正直でない私に対して、真剣に怒り、また感情を素直に出せたときは褒めてくれていました。個人スーパービジョンでは、お二人とも信頼できる方たちだったので、自分を曝け出すことができました。自分は今まで、どんなに辛いことがあっても他人に相談せず、自ら解決して来たと思っていました。

実は解決ではなく封印していて、インナーチャイルドの部分を観ていなかったことを気付かされました。もし、今回、やわらかい調子だけでＳＶの先生方が関わってくださっていたら、まだインナーチャイルドの部分は分からずじまいだった思います。時に怒号とも思えるきつい言い方が私の気づきを促し、愛情を持って接してくださったので、ほんとうに助かったと感謝しています。

また研修が終わってすぐに、終了証書の名前の記載のことで、迷っていることをＳＶにメールで伺ったことに対しても、丁寧に寄り添ってくださり、長年の惑いがふっきれ、気持ちが落ち着きました。ありがたかったです。アフターケアが充分に施されたと感じました。

十歳で父を急病で失い、その間多くの人々の支えと大いなる存在（神）の助けの中で、自問自答しつつ、ひとりで人生をこなして来たと思っていました。が、実は子供に与えられている「叱られる権利」（賀川豊彦）をもらわないままの自分でありました。この訓練では愛ある厳しさのスーパーバイズがあり、失っていた子供の権利回復を獲得したような体験でした。昔ある新聞に、小五の男の子が父の日に書いた詩の中に「お父さん、他のプレゼントはいりませんから、僕を叱ってください」と書いていたことを思い出しました。

七　振り返り

小学四年生で父親を亡くしたことは、同時に母親も亡くしたことになっていたのです。若くして未亡人になり、住み慣れた土地を離れ、見知らぬ土地で、それも在日韓国人として幾多の苦しみを背負って生きる母の悲しむ顔を見たくないので、長女の自分は彼女に気に入るように振舞いました。母に甘えたいことがあっても出来ませんでした。ましてや、その母を置いて結婚すること、幸せになることは母に悪いと思う間もなく、母は報復自殺をするのではないかという行為の一歩手前まで来て、混乱しました。結婚後も暴れる母から逃げることしか出来ませんでした。はじめて母に抵抗したのは三八歳の時、私の幼い息子の前で私に暴力を振るう彼女に「ここから出て行きなさい」と千歳空港への行き方もわからないのに言い放ったのです。そのとき、はじめて臍の緒が切れたと感じました。けれども苦しく悲しかったです。

それまで、感情をストレートに出すことは母を悲しますことなので、自分の中にしまいこんでいました。十歳にして母と娘の立場は逆転し、甘えることよりも母を支えようと努力する自分がいました。今回の研修で、自分のインナーチャイルドが刀を、それも二刀流のように両手に刀を握って闘っている姿を見ざるを得なくなり、その認識が助けとなって、亡き母とも和解が成立したような気がしました。たとえ死別しても死が終わりや妨げにならないで和解することも体験しました。

自己の内面の部分に焦点を当てて訓練することなく、課題、難題をそれなりに克服してきたという無意識の自負が、崩れそうな自分を支えていたようです。しかし、どこかで心のブレを感じていました。あたかも車は動くには動いているのだけど、ある部分が故障している感覚に似ていました。パスクで出会ったこの訓練は、適切な指摘とこれからの自分のあり方に大いなる希望と力を与えてくれました。

自分に優しく寄り添うことなく家族をはじめ他者との関わりは無理だということを思い知らされました。ましてや臨床スピリチュアルケアに係わるならば、このような訓練は必修でありましょう。職業柄「自分を愛することが大切」と他者に説いているけれども、自らがまず実践していくことこそ急務だと思います。「スピリチュアルケア提供者は修行者である」（小西達也）

八　おわりに

この臨床牧会訓練はまず「正直に感情を表すこと」の訓練を受けます。私の場合、心の底から「いままではんとうにしんどかった」とそのしんどさ、辛さを認め、吐き出すことによって、身が軽くなり、気持ちが軽やかになりました。決定的だったのは個人スーパービジョンの場で号泣したことでした。「もうやめよう。つっぱりは」と思った瞬間激しく泣いていました。

スピリチュアルケアとは、人として、この軽やかさを感じとれるところまで、寄り添うこと、私たちが自由な人間であることを自覚できるよう存在をかけてかたわらに居ることではないでしょうか。

感情は、私たちのたどる霊的（スピリチュアル）な探求の旅について多くのことを教えてくれる神からのメッセージである。

エリザベス・シートン（ジーン・ヒントン編著『祈りの泉』女子パウロ会）

したがって、この研修は、自らの心のブレを強く感じるとき、もう一度体験してみたい有効かつダイナミックな軌道修正援助の一つである、と今も思っています。

第7章　臨床スピリチュアルケア協会の研修におけるオブザーバーの意味

岩井未来

一　はじめに

私は最近、アメリカの臨床牧会教育（以下ＣＰＥ）にはオブザーバーがいないこと、グループをオブザーブする仕組みは臨床スピリチュアルケア協会（ＰＡＳＣＨ、以下パスク）独自のものであることを知りました。私自身のオブザーブ体験を語る前にまず、パスクでは今のところ以下のような文面でオブザーバーの規定があることを紹介します。

オブザーバー参加の方へのご案内

PASCH訓練教育担当
スーパーバイザー　伊藤高章

臨床スピリチュアルケアの現場では、多くの場合、援助者は一人で患者さまやご家族と対面し、ケアを行います。ケアの先輩やスーパーバイザーが臨床に同席することは、トレーニング中でも皆無です。PASCHの専門職養成プログラムは、背後のグループによるサポートとスーパービジョンのシステムを感じながらも、援助者として一人で臨床現場に立つための教育です。

その教育の特徴は、援助者自身がピアからスピリチュアルケアを受ける、というものです。援助者自身が抱える課題や生育歴や経験の中で負った傷や先入観を、グループワークや個人スーパービジョンをとおしてケアします。自分に向けられた深いケアを経験したものだけが、他者へのケアができるようになる、という教育哲学を持っています。研修生は、グループ活動の中で、ケアのエッセンスを実践的に学ぶことになります。題材として患者さんやご家族への援助場面の会話記録を用いることもありますが、援助者自身へのケアの焦点を明確にするためのものであり、援助技法を手ほどきすることはありません。

グループワークは、研修生からすると、自らの人格形成の歴史や対人関係の有り様があからさまに語られる場です。学習契約によって、相互性を前提に、自己開示の意思表明をし、積極的に人格に関わる決意を共有する者同士のみによる学習現場です。

研修生は、

一、グループ内で語られた個人に関する情報は、グループ外に持ち出すことはしない。

二、社会の常識やエチケットによって質問や発言を制約されることなく、可能な限り率直に積極的にグループ内でコミュニケーションを図る。

三、問いかけられた質問や促しに対し、応じる用意や意志がない時には、無条件でそのコミュニケーションを「パス」することが出来る。パスの理由は問われない。

という行動規範に合意してプログラムに参加しています。

以上の理由により、オブザーブ参加は、当プログラムの指導者養成の目的と、臨床スピリチュアルケアの役割と内容について社会の認知を高める目的の場合にのみ、必要最少限で実施しています。後者の目的の場合は、グループ参加者の事前の合意を必要とします。

オブザーブ参加をされる方には、以下の諸点のご理解をお願い申し上げます。

一　グループ活動に、いかなる形でも関与しない。グループプロセスに影響を与えるおそれのある言動は行わない。

二　グループ内の出来事や言動について、グループ外においても、研修生に質問をすること、アドバイスその他の関わりをすることをしない。

三　個人スーパービジョンはオブザーブの対象としない。

四　特定個人の課題や学習プロセスに注目してオブザーブすることをしない。

五　オブザーブの経験を他所に報告する場合、または公表する場合には、研修生および事例で扱われた人々等の個人情報保護には、細心の注意を払う。

六　グループプロセスについての質問は、スーパーバイザーがお受けします。

オブザーブ参加にお招きした方々は、臨床スピリチュアルケアに深い関心を寄せて下さっている方々です。批判的視点を含め、今後様々なコミュニケーションをいただけますことを期待しております。

以上

このように、規定から見るとオブザーブのあり方には二つの種類があります。プログラムの指導者の養成、スーパーバイザー・イン・トレーニング（スーパーバイザーを目指して訓練を受けている者、以下ＳＩＴ）である場合と、臨床スピリチュアルケアの役割と内容について社会の認知を高めることを目的としパスクに所属しない第三者である場合です。この書面は後者のために作成されたものです。前者の場合は個人スーパービジョンもオブザーブの対象となりますが、大きくはその違いだけであると思われるため、これを基に話を進めたいと思います。

これから私が語るオブザーバーとは、前者のＳＩＴとしてのオブザーバーのことです。パスクとして今のところ決定している上述の内容を踏まえながら、パスクのプログラムにおける私個人の三つの体験を基に私が考えるオブザーバーの意味や役割について述べたいと思います。私の三つの体験とは、①自分がオブザーブした体験、②自分が研修生としてオブザーバーされた体験、③自分がＳＩＴとなりスーパーバイザー（ＣＰＥの指導者、以下ＳＶ）としてオブザーブされた体験です。

二　ＳＩＴとしてのオブザーブ体験

オブザーブは、グループの外からグループのプロセスが円滑にすすむようにお手伝いをします。オブザーブに与えられる具体的な仕事は、会場設営やグループの記録をとるための機械の準備、ワープロか手書きでのグループプロセスの逐語録の作成、タイムキーパー、研修生とＳＶが休憩できるようにおやつ・飲み物の準備、研修病棟との連絡調整です。

　私がグループをオブザーブしている時に注意していることは、研修生がグループに集中できるように空気のようになるべく気配を消すことです。記録を取る際にどうしても消せない音（キーボードを打つ音）もありますが、物理的にもなるべく静かにするように努力しています。グループで起こった出来事にふと笑ってしまうこと、研修生がこれまで生きてこられた懸命な姿を真摯に受けとめ、感動したり泣いてしまったりすることもありますが、研修生に悟られないよう努力しています。なぜならオブザーバーが笑ったり泣いたりしたことについて研修生への説明をするチャンスは与えられていないため、オブザーバーの行為によって研修生が不快な思いをしないためです。オブザーバーの存在だけでも研修生に影響があります。グループのプロセスに与える影響を最小限にするために空気のようにあることに気づかないくらいに気配を消す努力をしています。

　気配を消しながら、私がオブザーブの役割としてイメージしていることは、グループの外にある大きな器となることです。グループワークはメンバーとＳＶで車座で進められますが、そのプロセスにおいては角のない丸い美しい輪などではなく、ゆがんだ形、いびつな形といろいろな形を作ります。メンバー同士の関係、メンバーとＳＶとの関係、グループプロセス、メンバーそれぞれの課題への取り組みなどによって、意識的にあるいは無意識にグループから距離をとっているメンバーや相手にいろいろなものを投影して近づいたり離れたり、短い一週間の間に、また一つのグループワーク一時間の間だけでも研修生の気持ちはめまぐるしく変化します。オブザーブは研修生の中のある特定個人にのみ注目してオブザーブすることはありませんが、グループをみていると、研修生の姿に心ゆさぶられ思わず心の中でこの局面を乗り越えて欲しいと願ったり、泣いてしまったりすることもしばしばです。しかし、オブザーブは、上述のようにグループ内の出来事や言動について、グループ外においても、研修生に質問をすること、アドバイスその他の関わりをすることをしないことになっています。研修生にどれほど関心をむけていても関わることはできません。オブザーブにできることは、研修生のために動く、関わることではなく、その気配を感じられない離れた距離から見守り続けることです。その見守りは、何もできなくても研修生やグループが成長することを願う祈りです。このオブザーバーとして見守る作業は、私の中ではグループを包む見守りの大きな器のイメージなのです。

もう一つオブザーバーに与えられていることは、グループに共感しながらSVと違う視点、つまりSVを含んだグループ全体を冷静に観察することです。グループの輪の中にいないからこそ見えてくる、メンバー同士の関係、メンバーとSVとの関係、あるいはSVの研修生への関わり、SV同士の関係があります。必死にもがき、苦しみながら自分と向き合っている研修生の姿をオブザーブさせてもらっているという感謝の気持ちから、研修生とSVに何かを還元したいと考えるなら、与えられる場はグループセッションの後のSVとのミーティングの場のみです。オブザーバーの立場から見えたものを研修後のミーティングでSVに提供します。この意味においてオブザーバーはSVを通して研修生に間接的に関わることができるとも言えます。

このミーティングの場においてグループ中に作成している記録が有効に利用されます。SVがなぜそのような関わりをしたかを振り返る作業の中で、SVのはたらきの意図を確認したり、その関わり方の有効性を検討したり、他の関わり方の可能性を探ったりします。それと同時にSITであるオブザーバーは、自分がSVとして関わる時にどのように関わるか考えることによって、SVとなるための訓練にもなっています。

このような研修でのオブザーバーは私にとって難しく苦手な仕事です。なぜならば研修生に共感して、身体は本能的に研修生に関わることを求めているのに主体的に関わることができないからです。時には主体的に関わっていなくとも研修生から何らかの役割を求められることがあります。その求められたことに対してどれほど応えるかはオブザーブ個々人の判断に委ねられています。私としては苦手な関わり方ですが、研修生が求めた場合の関わりも最小限にするよう心掛けています。なぜなら、オブザーブと研修生の関係はとても曖昧で、関係を最後まで完結させることができず、不完全なままになってしまい、研修生に対して責任をもてないからです。

これは私論ですが、ＳＶは研修後一―二カ月くらいの時間をかけて、研修生とスーパーバイザーズ・レポート（ＳＶになる訓練中に提出する報告書、以下ＳＶＲ）を完成させる作業を通じて、研修生とＳＶの関係やその研修のプロセスを終了させていくものと考えています。一週間という集中した時間は研修生にとってもＳＶにとっても、日常生活とはかけ離れた別世界です。普段の仕事や役割を離れて、スピリチュアルケア専門職の研修生、ＳＶの顔で病院研修を行います。その日常とは異なる役割を与えられ過ごした中で得た経験は、即日に日常生活で活かせるものとは限りません。特に研修の中で新たに知った自分自身を日常の自分とどのように融合させていくかは日常生活に戻ってみなければわからないことでしょう。研修を終え日常生活にもどった中で、研修を振り返り、その一週間の経験が家族とその関係の中で、仕事の上で、あるいは社会の中で役割をもった研修生それぞれにとって、どのような意義があったのか、どのような意味づけをすれば互いに納得できるのかをＳＶと研修生で完結させます。オブザーバーと研修生にはこのようなチャンスは与えられておらず、オブザーバーが研修生に深い関わりをすることは、終わりがなく、中途半端に思えます。

「おぼれる者は藁をもつかむ」という言葉がありますが、苦しみもがく研修生がつかめる距離にいながら、実際には救命ボートや浮き輪ほどのはたらきもせず、藁程度のはたらきしかできないし、またしないというのがオブザーバーの立ち位置だと考えています。

三　研修生にとってのオブザーバーの意味

私が研修生としてプログラムに参加した時、私にとってオブザーバーの存在は、ＳＶより研修生に近く癒しを与えてくれるものでした。

まず、会場設営やおやつ、飲み物を準備してくれていることで、病棟から帰ってきた時、グループワークを終えた後、疲れた心身にほっと一息を与えることで緊張がほぐれリラックスすることができます。用意してくれたおやつが、緊張関係にあるメンバー同士やＳＶとの関係に、つかの間の一息の場を与えてくれることもあります。このようなオブザーバーの行為が研修生に一つの癒しを与えます。研修中、少し離れた関係にあるオブザーバーと研修に関わる話ではなく一般的な日常会話をしたくなることがあります。このような行為も研修生にとっては息抜きできる貴重な時間となります。

また直接グループに関わっていないことが利点となった信頼関係が研修生とオブザーバーの間に結ばれることもあります。信頼関係が築かれると、ＳＶに抵抗があって自分を語れない場合に、研修生はオブザーバーに助けを求めることができます。上述の規定のように、研修生から求められていないのにオブザーバーの立場から深い介入は決してしませんが、研修生の求めに応じてアドバイスを与えることは必要最低限で認められています。ただしそのアドバイスは、グループ内の出来事における他のメンバーやＳＶの発言に言及することではありません。その個人の成長を助けるためのアドバイス、あるいは祈りの提供であり、サポーティブなものに限られると思います。

オブザーバーは研修生にとって自分のことを知っている者であるため、親近感を覚える場合もありますが、反対に不信感を抱く場合もあり、何らかのコミュニケーションを図りたいと思うものです。私が研修生だった時、空気のようなオブザーバーの存在を感じていた時、行き詰まった時、思わず助けを求めたくなった時にオブザーブに自らコミュニケーションをとったことがあります。

時として研修生はあまり人に知られたくない自身の生育歴を自己開示することがあります。もちろんその語りはオブザーバーにも知られてしまいます。メンバーやＳＶから、その自己開示に関して感情のストロークがありますが、オブザーバーからのはたらきかけはありません。今まで空気のように感じていたオブザーブの存在がふと気になり、自己開示をしたことに関してどのように受け取ってくれたのか確認したくなることがあります。このような場面においては自己開示の内容、語ったその研修生の姿に感じたオブザーバーの気持ちを返すことが研修生を安心させることになります。ＳＩＴとしてオブザーブしている場合、語っている研修生の生育歴を自分の訓練として聞かせて頂いているという意味で、ケア対象者に向き合うような誠実で真摯な態度で研修生に対応することが望まれます。

また、現在の研修プログラムでは一日の始まりと終わりにスピリチュアル・エクササイズと呼ばれる時間があります。このスピリチュアル・エクササイズは、研修生やＳＶの中でその日の担当者が内容を決めることができます。これまでには、牧師による祈り・僧侶による読経・瞑想・ヨガ・音楽を流すなどさまざなま方法で自己のスピリチュアリティに触れられるような体験をメンバー皆で共にします。以前、このスピリチュアル・エクササイズがプログラムになかった時、オブザーバーに祈りを提供して頂いたことがあります。オブザーバーによる祈りは、メンバーやSVそれぞれに平等に向けられているように感じ、祈りが受け入れられやすいような印象が残っていますが、オブザーブによるスピリチュアル・エクササイズの機会は最近の研修ではあまりないので、今後検討してみる必要もあるかもしれません。

四　スーパーバイザーにとってのオブザーバーの意味

最後に私がSVとしてグループに関わらせてもらったグループの中でオブザーバーが存在した経験を振り返りながら、グループの輪の中にいるSVにとってのオブザーブされることの意味を考えてみたいと思います。私がSVを体験した時、オブザーバーに助けられたことが多かったと思っています。具体的には一つにSV二人とは別の第三の目となること、二つにはグループの外との調整役となること、三つ目にはグループワークや個人スーパービジョンの記録をとることです。

パスクの研修では一つのグループに二人のSVがいます。SVやオブザーバーは毎日の研修の終わりや昼食・休憩時などの空き時間にミーティングを開き、自分たちの関わりの振り返りをします。グループプロセスにおいては、当然二人のＳＶの意見が全く異なっていたり、ＳＶの息がかみ合っていないように見えたりする場面も出てきます。このような場合、オブザーバーの意見が二人のＳＶを助けることになります。また、この際にワープロまたは手書きで聞き取った記録が役に立つこともあります。

二つめに、危機的な状況や研修生が病棟でトラブルを抱え、対応に困った場合であっても、オブザーバーがグループの外での調整役になってくれることで研修を滞ることなくすすめることができます。できればその病院をよく知るオブザーバーが望ましいのですが、実際にはなかなか難しい場合もあります。起こってほしくはないですが、グループの最中には真剣に自分の問題に取り組むために不眠になったり体調を崩したりするメンバーも時にはいます。その場合もオブザーバーがいてくれることで、他のメンバーの研修をすすめながら対応することができます。

三つめに、グループワークや個人スーパービジョンの記録を取ることでＳＶＲの作成のための資料をつくることです。パスクの研修ではグループワークや個人スーパービジョンの様子を、ＩＣレコーダーとビデオカメラによって記録を残しています。音声と画像による記録はありますが、その聞き直しや見直しには時間がかかります。研修後一カ月くらいでＳＶＲを作成するためには、必要な部分のみを聞き直したり見直したりします。オブザーバーによる文字データでの記録があればその作業をはるかに効率的に行うことができます。

五　おわりに

私の体験を元にパスクの研修でのオブザーバーについて語りました。ＳＶのトレーニング中の身としてはオブザーブする経験は非常に貴重な体験となります。ＳＶがどのような視点、意図で研修生と関わっているか、グループのダイナミズムが働いているか、ＳＶはグループのダイナミズムをどのように促進しているか、二人のＳＶの関係がどのように構築されているか、ＳＶが互いをどのようにケアしているか、研鑽しあっているか、それぞれのＳＶはどのような強みや弱みをもっているか、それが研修生にどのような影響を与えているか…などなど観察し学習する視点は山のようにたくさんあります。このような貴重なオブザーブ経験を積ませていただき、ＳＩＴは成長しています。

これまでオブザーブさせていただいた研修生の皆さまに感謝し、今後もパスクの研修でのオブザーバーの意味や役割がこの語りより発展していくことを期待しています。

III

アメリカと日本のＣＰＥの比較

第8章　ハワイでの臨床牧会実習

出口尚弘

一　はじめに

私は、関西学院大学神学部の前期博士課程在学中に、ゼミの窪寺教授から、病院チャプレンになるならアメリカの臨床牧会教育（以下ＣＰＥ）を受けて見てはどうかと勧められていました。ＣＰＥは米国政府教育省が認定したＡＣＰＥ（Association of Clinical Pastoral Education）によって行われている教育研修で、全米に三五〇のセンターがありますが、私の場合は、その一つであるハワイのＰＨＭ（Pacific Health Ministry）を選びました。申請のための書類は六項目あり、自分の人生のあらまし、霊的成長・発展過程、職業暦、隣人奉仕経験、逐語会話録、ＣＰＥについての考え等について記述しますが、私の場合は全部で八頁になりました。そしてスーパーバイザー（ＣＰＥの指導者、以下ＳＶ）による一時間の面接試験を受けますが、海外の場合は電話も可能です。

ＣＰＥプログラムは三カ月の夏季研修と、一年間の在住研修のコース（Stipend: 住居費等の生活費のための報酬がある）があります。原則的には在住研修は既に夏季研修を受けていることが前提になっていますが、私の場合は関西学院神学研究科での夏期集中コースの経験が認められこの三カ月の研修をスキップし、一年間の在住研修となりました。年間のカリキュラムは、長年の歴史によって確立され標準化された詳細なものがあり、実際にそのカリキュラムに従った研修が行われます。三カ月単位で一ユニットとして認められ年間で四ユニットとなります。

なぜ私がこの研修を受けるに至ったかについて、少し自己紹介を加えてご説明しますと、私は三九年間、製薬会社でビジネスマンをしていましたが、定年を迎える前に妻が心筋梗塞で突然に天に召され、失意と悲しみのうちにありました。そのうちにグリーフワークのために会社を辞めて神学校に行く決心をして入学し、四年間の神学学習を経て、卒業後は日本基督教団の教師試験を受け現在は神戸の教会の担任教師となっています。また、この間に全く同じように心筋梗塞で夫を亡くした人と再婚する機会が与えられ、現在私の働きの良き助け手となっています。この研修は「ＣＰＥの旅」とも称せられますが、長い人生において真実に自己を見つめる時が少ない多忙な生活をしてきたものにとって、自己を見直す貴重な機会を与えてくれます。そして臨床体験をベースとして、他者との関わりから自己理解を深め互いに研鑽しながらケアのあり方を学ぶこのプログラムは、スピリチュアルケアを目指す者にとって大変有効なプログラムであると思います。

二　プログラムの内容

病院勤務

はじめに私の派遣された Queen's Medical Center という病院における実際勤務の概略を説明します。週五日勤務（半日のクラス時間二回を除外すると正味四日となる）で、病床訪問するのが日課となります。ここでは全体で五五〇床の患者に対して、三人の在住研修生チャプレン及びその他のチャプレン二人で対応していますので、一人あたり百人以上の患者を受け持っています。さらに病院として二四時間チャプレンが現場にいる即応体制をとっているので、夜勤（オンコール）が土日を含めて週に一度以上の頻度であります。また夜間体制のために、過去ＣＰＥを経験した約四人の人が夜間チャプレンとして応援にきています。このオンコールの時間帯は、五五〇床の患者に対し一人のチャプレンになり、夜中でもコードブルー（容態が急変し、緊急蘇生が必要な患者への対応）やＥＲ（緊急救命室）からの呼び出しに対応しなければなりませんので、体力と精神力が要求されます。研修生としては更にクラスで毎週課せられる様々なレポートがあるので、休日も充分休めないことが多く、英語のネイティブスピーカーである若い研修生も辛いと言うくらい厳しい訓練であることは確かです。ＣＰＥが机上の学問ではなく実践的な訓練と学習を第一義としているためですが、健康管理も優先課題にしなければなりません。

クラス

他の研修生は、それぞれ異なった病院や老人施設に派遣されていますが、五日のうち火曜と木曜に半日づつ、七人の研修生がＳＶの下に集まるクラスがあります。クラスでの主要なプログラムの一つに逐語会話録（Verbatim）の発表と批評、討論の時があります。逐語会話録の対象は、一日に二〇人から三〇人訪問する患者の内から対象を選びます。発表ではバブルと呼ばれる頭の中に浮かんでいた自分の考えや感情も記述して明らかにし、患者さんの言葉と気持ちをどのように受け止め反応したかについて、批評や助言を受けます。逐語会話録のためには書式があり、患者との逐語会話録に加えて、患者の全人的評価としての診断内容等身体的情報分析、心理学的・家族関係的・社会心理学的分析、民族的・人種的・文化的分析、社会的問題との関係分析等を行います。次に霊的評価として、信仰・信念、仕事、経験・感情、人間的成長、宗教的典礼、コミュニティ、権威・指導等の視点からの分析を行います。そして次の六項目にわたるコメントを記述します。①患者のおかれている情況をどのように感じたか。②会話の中では話されなかったが、ダイナミックスに影響する隠れたものがないか。③ケアする上で霊的分析をどのように利用したか。④継続的なフォローの計画。⑤信仰・宗教的理解・自己認識・ケアの仕方として何を学んだか。⑥グループで討議する上での焦点は何か。

これらの討議のプロセスは、自分で気づくことの出来なかった自己理解や、スピリチュアルケアのための成長を促す重要な時となっています。

その他にもクラスでは定期的課題があります。例えば週毎のジャーナルは日毎の体験から学んだこと、自分を変えたいと思うこと、課題目標の進行状況など七項目があります。

更に、自分の経験を踏まえた研究発表（Didactics）がありますが、私の場合は、宗教やスピリチュアリティーが人の健康、病気回復に良い影響を与えるという研究で有名なアメリカのデューク大学の医学博士ハロルド・コーニックの研究[注1]について発表しました。アメリカは世界でも有数の宗教国で、宗教事情が日本と多いに異なり、病院における宗教の役割は大きなものがあります。博士の調査では例えば、教会に多く出席する人は免疫力が良好である、拡張期高血圧が低い、チャプレンの訪問を受けた患者は術後に鎮痛剤を使用する量が少ない、入院期間が短いこと等を明らかにしています。それは長年の研究の蓄積に基づき、四千人の疫学的調査等を含み科学的に評価されているものです。そして老人人口の急増、膨大な医療費の増大に対処する有効な方策として、コミュニティと宗教者の連携した活動が大切であることを、ＴＶ等を通じても幅広く訴えています。

また他にも研修目的に沿った書籍についてのレポート、スピリチュアルケアに関係する映画の報告、その他全く新たな創造的発表など従来なかったクラスの運営も試みられています。

三　研修生とスーパーバイザー

現在私が参加しているグループの研修生を紹介します。国籍はアメリカ人が中心ですが、米国移住前の出身国としては、韓国、フィリピン、ウガンダの人があり、日本人の私を含めて合計七人のグループ構成となっています。年齢的には最年少が三七歳で、最高齢が私の六五歳です。宗教者としては米国の神学校を卒業後、按手礼を受けた人、或いはこれから予定している人などがあり、宗派としては、キリスト教の新教各派及びカトリック、仏教など多様です。

それぞれの人の過去の体験や履歴を聞くと、ある人は軍人経験がありイラク戦争に参加した時に、イラクのやせ細って無力な兵士が、アメリカの圧倒的な軍事力を持った屈強な兵士によって殺害される恐怖に脅えている姿に接し、戦争の罪とそれに参画した悔恨の思いに悩み、弱者を助ける奉仕と信仰の道を選んだという人があります。またある人は幼い時からの家庭内暴力のトラウマに悩んだ経験がありますが、理知的な鋭い観察・分析能力と豊かな感性があって、諸宗教の良いところや個人の信条を尊重する立場のユニタリアン・ユニバーサリストとして仏教や神道の研究もしています。またある人は朝鮮戦争の動乱の中を生き残りアメリカに移住後二〇年間、学校のカウンセラーをしていましたが、現在カトリックのチャプレンの資格を取得しつつあります。同時にヒブル語とユダヤ教の研究もしています。またある人はキリスト教と仏教を同時に信仰する人で、そのような関係の本を現在執筆中です。またある人はカトリックのシスターで、学校で化学の教師もしていました。ウガンダに住んでいた時に兄弟を虐殺されるという悲劇的な艱難の経験があり、迫害に苦しむ人と同じ目線から憐憫と愛情を持つことが出来る人です。

こうして見ると、人種的にも実にさまざまで、戦後世界の歴史的な戦争・動乱、人生における生と死の悲哀を潜り抜けてきた経験をもつ人が研修生として選ばれているようです。このような人生体験もまた、病や死に直面する人と向き合うことを仕事とする病院チャプレンとして、またスピリチュアルケアを担うものとして生かされる恵みのルーツとなっているように思われます。そしてクラスの中で時々行われるＩＰＲ（Inter-Personal Relation グループの人間関係の問題を話し合う時）においても、互いの長所・欠点を素直に話し合うことが出来る貴重なメンバーであることを感じます。

次にグループのＳＶについてプロフィルを紹介します。彼女は五〇歳代のドイツ人女性で、ドイツでは神学修士取得後、ルーテル派教会で按手礼を受け教会牧師、学校チャプレンを九年経験後、ハワイに移住し病院チャプレンとして七年、ＣＰＥのＳＶとして九年の実績があるベテランです。また厳しい検定を経るＡＰＣ（Association of Professional Chaplains）の評議会認定チャプレン（Board Certified Chaplain）の資格があります。女性らしい優しさと的確な指導力が研修生から慕われ、優秀なチャプレンを沢山育てています。豊富な経験を基にグループ・ダイナミックスを引き出す方法として、自ら研修生にチャレンジするよりもグループのメンバー同士の間での話し合いに重点をおき、相互に自己理解を促す場面が多くあります。但しこれは今回の研修生がＣＰＥを既に四ユニット以上終了している人も多いということもあるかも知れません。

四　臨床経験から

宗教事情と院内の活動

ハワイは日本・中国・フィリピン等のアジア系、ポリネシア系、そして白人などの多民族・混血民族の地域で、それぞれの文化・宗教を尊重しつつ社会を形成しています。ホノルル市内には、各宗派のキリスト教教会、仏教寺院、神社、ユダヤ教会など諸宗教の建物が隣り合って存在しています。ハワイの人々は宗教的、霊的な感性が豊かにあること感じますが、それは海洋性風土に根ざすようで、なかでもポリネシア系（ハワイ、フィージー、トンガ、タヒチ等）の民族の人々に接する時、純粋で無垢な信仰心に触れます。

私の勤務しているQueen's Medical Centerは各宗派を尊重し自由に交流する基本的な姿勢（Inter-faith）があり、例えば院内にある礼拝堂は、洋風のキリスト教的な雰囲気の空間ですが正面の扉状のステンドグラスを開けると、阿弥陀仏の立像が置かれていて仏教徒の人にも使われるように工夫されています。この礼拝堂は、患者や家族の人々の祈りの場になっています。正面に祈りの言葉を書く記帳簿があり、病気回復を祈る切実な言葉、家族への愛の言葉、神への感謝が綿々と書かれています。死の近いと思われる人が表現されている神への感謝、信仰の深さに驚きを覚えます。

チャプレンには、この礼拝堂で月に一度話しをする役割があります。ここにはビデオカメラがあり院内の全病室で見ることが出来るようになっています。様々な宗教の人、そして様々の病状の人が見ているわけですから、教会の説教とはかなり異なるもので、患者さんの病状や、気持ちに沿ったものになるよう苦心しなければなりません。日毎の病床訪問で出会う患者さんのことを思い浮かべて話の内容を考えますが、その一言一言は聴いておられる患者や家族にとっても、話すものにとっても重い意味をもつものになります。それは生物学的な人間の命、そして霊的な命について臨在感をもって感じさせられる時です。

日毎の病床訪問では入室する時、「チャプレンです」というと、始めから「私は結構です」とか「私はまだ死なないから、チャプレンが来るのは早すぎるよ」と冗談まじりで断られることもありますが、殆どの場合は歓迎され、祈りを共にする場面が多くあります。これらは日本とかなり違う環境です。

他にチャプレンに求められる祈りの場面としては、手術を前にした時、重篤な症状からの回復を願う時、生命維持装置をはずす時、死亡の直後に病室で行う患者と家族の方々のための祈り等があります。これらの場合は典礼的なものも必要になります。死者のための神への執り成し、遺族への慰めと励ましの祈祷になりますが、患者と家族の宗教を確認して、最も相応しい内容にしなければなりません。無宗教の人の場合は、患者の背景や家族の感情をよく汲み取って祈祷できるように心がけます。祈祷文については、メソジスト派や長老派の式文、更にカトリックのものも参考にして自分なりに対応しました。またカトリック信者の場合は、カトリックの巡回神父へ緊急連絡などの橋渡し役としても働くことがあります。

命の危機に接する経験

この病院はハワイにおけるトラウマ・センター（緊急医療の拠点）としてＥＲ（緊急救命室）が充実しています。交通事故・災害・急病の患者で、生死の境界線にある場合や、患者の家族に特別のケアが必要になるような場合にチャプレンが呼ばれます。救急車で運びこまれた患者が意識不明の場合は、駆けつけた家族のケアが主な役割になります。深刻なトラウマの場合は夜中に何時間も家族に付き添うこともあります。愛する肉親や伴侶の命が失われるかも知れない不安に襲われている家族と長い時間を一緒に過ごすことはチャプレンにとっても辛い時です。しかし無事に回復することを願い共に祈る内に、かえって落ち着いた話をすることが出来ます。自殺や、家族間の殺傷事件の例に遭遇することもありますが、絶望的に救い難い危機的苦境に追い込まれた時、人間として砕かれた心が開かれ、新たに生きようとする人に出会うことがあります。そんな時、人間として喜ばしい出来事のいわば証人になること、感謝に満たされることを経験します。

また、誰もが緊張するのがコードブルーへの対応です。携帯するポケット電話が鳴りコードブルーが表示されると、関連する医師・看護師・その他の技師が一斉にその病室に集まり、チャプレンも立会います（全部で一五から二〇人くらいが集合する）。チャプレンは主に家族のケアをすることが役割となります。緊急蘇生措置をしばらく行っても蘇生の可能性が無くなると、主任医師は集まったメンバーを解散させ、その後チャプレンは病室における遺族のケアを任されます。コードブルーの一員として、これは死の直前・直後におけるチャプレンの重要な働きとなっています。その時、肉体的・生物的な人間の命を維持し守ることが主目的となっている現代医療が責任を終えて、霊的な人間の命の領域へと責任を明け渡す境界線にチャプレンが立たされている気がします。その時、スピリチュアルケアを担うものとして何ができるのか、クラスで講師として招かれたホスピスのチャプレンを長年されている方のお話と私の経験を交えて以下にお話したいと思います。

患者と遺族の関係について僅かの情報しかない状況で、泣き悲しむ遺族のいる病室に呼ばれる時、そこで出会う方の感情や心の動きを感じ取ることが求められます。急逝された場合など激しく泣いておられる時は相当の間、激しい感情が治まるのを待たなければなりません。そして私がそこで何か出来ることを求めるのではなく、そこで進行しつつあることを見つめる静かな心をも持たなければなりません。何も出来ないがそこにいるだけであり、無言の時でもあります。その事実を受け止める時「私は何者であるか」が問われます。それは人が霊的に深められ、魂が目覚め、現れるときです。死は日常的に経験しない未知の空間、聖なる領域であり、そこへ踏み入ることの恐れを持ちます。しかし自分のもっているものはすべて捨て去って、神に対して心を開けることが求められます。そして新たな霊的な成長、自己理解が与えられます。それは悲しみがもたらす大きなプレゼントです。形骸化した祈祷文の朗読や、心のこもらない祈りの言葉は力なく空ろな響きをもったものになり、安易に宗教の教義を説く時ではありません。遺族が感情的にも霊的にも祈る心が整えられ、共に祈ることが出来る時に慰めと励ましが与えられるのを感じます。

五　共に居ること・傾聴すること

私は最初の課題として、共感し傾聴するということを学ぶべき目標としました。そのために心掛けたことして、ＰＨＭから渡された資料の一つである「共に居ることと深い思いやりの牧会」（The Ministry of Presence and Compassion）の一部を紹介します。そこでは最初に旧約聖書の次の箇所が引用されています。

さて、ヨブと親しいテマン人エリファズ、シュア人ビルダド、ナアマ人ツォファルの三人は、ヨブにふりかかった災難の一部始終を聞くと、見舞い慰めようと相談して、それぞれの国からやって来た。遠くからヨブを見ると、それと見分けられないほどの姿になっていたので、嘆きの声をあげ、衣を裂き、天に向かって塵を振りまき、頭にかぶった。彼らは七日七晩、ヨブと共に地面に座っていたが、その激しい苦痛を見ると、話しかけることもできなかった。（ヨブ記二章一一―一三）

ヨブの苦痛のさまを見て、友人達が話しかけることも出来ないほどであったとは、病院で苦しむ人に接する時に感じる私たちが言葉に出来ない情況を表現しています。ただ黙するより仕方がない状態で、共に居ること、その人の立場に立って見て聴こうとすることが求められます。次の説明は能動的な傾聴の仕方と、Empathy（共感・感情移入／自己移入）についての引用です。

Empathyとは「感じ入る」ことであり、傾聴とは窮状にある人の声を聞き真実に共に居ることである。そのためには解消したり、正そうとしたり、変えようとしたり、情報を与えようとしたり、教えようとしたり、何かの行動をしようとしたりする誘惑に負けてはならない。我々は他者が感じている世界に入ることが出来る時に、真に傾聴することが出来る。傾聴する者は、恐れ、幸福、悲しみ、心配、怒り、傷つき、動揺などの感情を表す言葉を注意深く聴く耳を養わなければならない。[注2]

Empathyのためには、他者の経験つまり、情況からしてあり得る行動・感覚、或いは他者の視点からの感情・感覚を理解して意思疎通が良く出来なければならない。Empathyとは他者自身の視点によってその人を理解することである。それは恰も他者の履物をはき、その人の視点によって世界を見たり経験することが出来ることである。[注3]

他者と会話をする時には、その人が話すことの意味を絶えず確認することが大切である。あなたが聞くことが、そのままその人が意味していることとは限らない。相手の話したことを出来る限り異なった受取り方や感じ方で言い換えをすることも大切である。そして言葉で表現されないメッセージをも聴く必要がある。意思の伝達には三つのモードがあり、言葉によるところは七パーセントしかなく、声の調子は三八パーセント、身体言語は五五パーセントもあるともいわれている。

さらに、「沈黙の言葉」があります。それは超越的存在＝神と私の係わり合いであり、患者さんと霊性における係わりが出来ることが求められます。この原稿を執筆している現在はＣＰＥの前半を終えたところですが、後半では癌病棟も担当となり、死を真近なものとして闘病する方々を訪問することが増えます。以上の基礎的なことが実践できるよう、そして自己理解、霊性を深めることを求めつつ「ＣＰＥの旅」を続けています。

【注】

注１　Harold G. Koenig, M.D. *The Healing Connection,* West Conshohoken: Templeton Press, 2000.
Harold G. Koenig, M.D. *The Healing Power of Faith,* New York: Touchstone, 2001.

注２　A Becker, *The Compassionate Visitor*, Minneapolis Press: Augsburg Publishing House, 1985.

注３　The Journal of Pastoral Care, Spring #1, 1991, page 27.

第9章　アメリカと日本のCPEを語る——両CPE経験者による対談

小西達也×瀬良信勝

一　はじめに

司会（窪寺）　お二人の先生に「アメリカと日本のCPEの比較」というテーマで、お話し頂きます。お二人ともアメリカの臨床牧会教育（以下CPE）をフルタイムで一年間、単位数で四単位、修了されています。また同時にお二人とも日本の臨床スピリチュアルケア協会（PASCH、以下パスク）でスーパーバイザー・イン・トレーニング（スーパーバイザーを目指して訓練を受けている者、以下SIT）としても活躍されています。そうした観点から、アメリカと日本のCPEを比べ、今後の日本のCPEのあり方について、あるいはこれから日本、アメリカでCPEを受けることを考えている読者に対して、参考になるお話を頂きます。

二　総論、プログラム受講の目的

司会　最近ハワイでＣＰＥを受けられた瀬良先生から、プログラム受講の背景、そしてご自身の受講の目的についてお願いいします。

瀬良　私は二〇〇八年九月から昨年の二〇〇九年の八月末までの一年間、ハワイでＣＰＥを受けました。研修先はハワイ・太平洋諸島で拠点病院となるThe Queen's Medical Centerです。そこはホノルル市のダウンタウンに位置し、病床数が約六〇〇床、従業員が約三七〇〇人、一二〇〇人を超えるドクターを擁する非営利の民間病院で、カメハメハ大王四世とエマ女王によって作られたという経緯を持っています。

私がアメリカのＣＰＥを受けるに至ったのは、パスクの研修を受けた経験が大きいと言えます。以前より、人との真剣な関わりをもとに自分を深めることがそのままケアに生きてくる、そのような研修はないのだろうかと求めていました。ＣＰＥのプログラムをもとにしたパスクの研修を受け、その可能性を見出すことができたのです。そしてハワイにて一年間、このＣＰＥに参加しようと思い至りました。

私がアメリカのＣＰＥに参加するに際して求めたことは、今述べたように、自己を深めることがケアにつながる研修を受けることが一点、そしてもう一点は、前述のことと切り離せないのですが、自らの宗教性にしっかりと向き合う機会を持つというものでした。宗教性に向き合うとは、いわゆる教団宗教という枠組みで物事に解釈を与えるために知的に教義を学ぶという姿勢ではなく、自らの枠に収まることのない他者との関わりに際して、一体自分はどこに立ってその人と関わるのかという根源的な問いに向き合うことです。そのことを抜きにしてスピリチュアルケアは成り立たないのではないだろうかとの思いがあったからです。私が求めていたのは、いわゆる宗教者が行うケアという意味ではなく、宗教性を自覚した者が行うケアだったのです。そして、実際にＣＰＥは、私の枠に収まることのない様々な体験をもたらし、自らを問わずにはいられない貴重な機会を与えてくれるものでした。この経験は、国内でスピリチュアルケア専門職として現在勤務しています急性期民間病院にて、宗教性の自覚をもとにした患者・家族との関わりを深めることに大いに影響しています。

司会　小西先生は、最初どのような目的で、アメリカのＣＰＥを受けようと決心されたのですか。

小西　ＣＰＥを受けた一番の目的は、日本でもアメリカでも通用する、スピリチュアルケアのプロにふさわしい技術と能力を身につけることにありました。この点に関して、私が学んだカリフォルニア州バークレーにある Alta Bates Summit Medical Center のチャプレン部は、スーパーバイザー（ＣＰＥの指導者、以下ＳＶ）二名を含め多くのスタッフ・チャプレンを擁し、また病院自体も多様な病棟を有していたこともあり、十分な学習機会を提供して下さいました。

しかし同時に、アメリカのＣＰＥの中では、日本においてスピリチュアルケア専門職としてやっていく上で重要となるテーマについても、自分なりに深めたいと考えていました。その一つは「日本社会でも通用するスピリチュアルケアとは何か」ということです。特に日本では、宗教に対して「理性を捨て特定教義への盲目的信仰を求める危いもの」というイメージが根強くあるように思います。そのような社会、特に病院のような公共的な場では宗教を正面から扱うことは困難です。また日本人は、ある特定の組織宗教の教義に対する信仰という形ではなく、「自分を超えた自然、大いなるものに対する漠然とした宗教心のようなもの」を持っているとも言われます。そうした文化・社会の中で一体どのようなスピリチュアルケアを提供するのがよいのか。ＣＰＥは、そうした事柄についても重要なヒントを与えてくれたように思います。ご存知のようにアメリカは多民族・多宗教国家であり、そこでのチャプレンによるスピリチュアルケア、およびその教育であるＣＰＥでは、様々な宗教的背景を持った人、更には宗教を持たない人に対しても提供可能なケアが目指されています。例えばケア提供者側の Non-judgmental な在り方、特にケア対象者の話を「価値判断を加えることなくあるがままに聴くこと」は、その重要なポイントの一つですが、これは日本でも通用するとの印象を持ちました。アメリカのＣＰＥはそうした日本でも通用し得るケアの在り方についても、学ぶ機会を与えてくれたように思います。

二　アメリカのＣＰＥの内容について

司会　アメリカのＣＰＥには様々なプログラムが含まれていると思いますが、具体的にはどのような教育、あるいはトレーニングを受けたのでしょうか？　そしてそれらの個々のプログラムが最終的に目指すところは、一体どこにあったとお考えですか？

小西　アメリカのＣＰＥ全体としての学習目的の一つは、「自分自身を知ること」にあると思います。「自分自身を知る」とはどういうことか。それは自分自身の価値観や世界観といったもの――私はそれをビリーフ（belief）と呼んでいますが――を自覚化していくことです。わたしたちは誰もが例外なく、ある特定のビリーフを持っていて、それに基づいて見聞きし行動しています。そうしたビリーフは多くの場合、無意識的なものであり、その人にとっての「暗黙の常識」となっています。それらを自覚化することにより、それらが実は決して普遍的なものでなく、自分が生まれ育った歴史の中で、あるいは環境や文化の影響のもとで形成されたものに過ぎないことがわかります。ただしここでの自覚化とは、例えば「私はこういうビリーフを自覚化することができました」というような単なる知識としての自覚化ではなく、それが実現した瞬間、心のしこりが氷解して思わず涙があふれ出てくるようなもののことです。そのようないわば「ビリーフの身体的な自覚化」にＣＰＥの主眼があり、それが先ほどの「価値判断なくあるがままに聴くこと」の基盤となっているのではないか、そのように考えています。

ＣＰＥは、そのための様々な手法を持っています。その代表的なものは「会話記録の分析」やSpiritual Autobiography、いわゆる「生育歴」の分析です。これらは日本のパスクでも行われていますが、非常に重要だと思います。それ以外には、例えば「ＩＰＲ（Inter-Personal Relationship）」と呼ばれるセッションがあります。これは興味深いものなのでご紹介させて頂きます。アメリカのＣＰＥは、日本のパスクでの研修同様、通常六名程度の研修生で行われます。その六名の同じメンバーで一年間毎日、密度の濃い様々なグループワークを行っていきます。そうなりますと、どの組織でもよくあるように、仲のいい人同士と、必ずしもよくない人同士の関係性が生まれてきます。このセッションはそのことを利用するものです。具体的に申しますと、まずこのセッションでは、研修生にある一つのルールを課します。それはすなわち、もし自分が他の研修生に対して「あの人、なんとなく気に入らない」といった葛藤を感じた場合には、それをＳＶと研修生全員の前で公言しなければならない、というものです。ではそれを公言してどうするのか。まず公言した人は、その「気に入らない」という感情について、それをより詳しく言語化することが求められます。次いで「なぜ自分がその人に対してそのような感情を抱いたのか」、その原因を分析することが求められます。それが終わると、今度は逆に「気に入らない」と言われた人が、その「気に入らない」と言った人に対してどのような感情を抱いているのか、そしてなぜそのような感情を抱いているのかを分析することが求められます。なぜこうしたことをするのでしょうか。それは人間関係の葛藤の原因の多くが、互いのビリーフの違い、いわゆる価値観の違いから生じていると考えられるからです。つまり、葛藤が起きた際にその葛藤の原因を探っていくことで、その原因となっている当事者双方のビリーフを明確化していくことができるのです。私が受けたＣＰＥでは、そうしたことも行われていました。

瀬良　小西先生から、アメリカのＣＰＥについての概要を話して頂いたので、私は、自分の経験が研修プログラムとどのように結びついたのかをお話しします。

研修を初めて一カ月も経たないころ、初めて一人でオンコール、日本で言う宿直を経験した時のことです。深夜、ＥＲ（救命救急病棟）からコールを受け、急いでＥＲに出向くと、処置室には意識がない患者とその横に不安げな表情をした妻が立っていました。患者である夫は薬を多量に服用して意識がなく、妻を伴ってこの病院に搬送されてきたという状況でした。妻は私がチャプレンであると分かると、とても不安な面持ちで「主人はキリスト教の〇〇〇の宗派なのです。お祈りをお願いします」と切願されたのです。私は内心どうしたらいいのかと困惑しました。というのも、日本での生活であれ、私の背景である仏教者としてであれ、これまで人前でいわゆる「お祈り」をするという経験がなく、どのようにしたらよいのか全く分からなかったからでした。今この場が、切迫したものであり、患者の妻が祈りに救いを見出そうとしていることを感じていただけに、その期待に応えることができない私はただただ無力感を覚える以外にありませんでした。

研修グループでの私の最初の会話記録検討はこの無力感に直面することから始まりました。グループメンバーの「人となり」をまだ十分に理解していない中で、自分の弱さをさらけ出すことの怖さを感じながらのグループワークだったのですが、結果、グループメンバーからは私の辛さや無力感をしっかり受け止めてもらったと実感できるものでした。皆から受けとめられていると感じることのできるプロセスの中で、私自身が等身大以上の期待を自他に対し持ってしまい、その期待に応えられない自分は駄目であると思ってしまう傾向、そういうビリーフを持っていることが明らかになりました。そして、そのことで自分自身を不安定な状況に置いてしまうことを自覚するに至ったのです。このことは、自分が等身大でいられることが、結果として目の前にいる人と等身大以上の関わりを持つことができる、そういうことを気づかせてもくれました。

そしてもう一つ大切なこととして、この経験が私に「祈り」について、もう少し厳密に言えば、祈る者の姿勢について深く考える機会を与えてくれました。それは自らの宗教性に大きく関わることにもなりますが、この時の経験は、自分が一体何とつながり、どこに立って目の前にいる人と関わるのか、文化や環境の違いを超え、自らの存在と言語を介してどのように関わるのか、という根源的な問いとなり、その後の研修を深めることへとつながるものとなりました。具体的には、自らの背景とする仏教にその拠り所を探ることになるのですが、単なる知的な作業ではなく、日々会う患者やその家族と接する中で試されていくもの、仏教でいうところの智慧を紡いでいくということになりました。

小西先生がアメリカのＣＰＥのプログラムの主要な目的として「自分自身を知ること」、そのための「ビリーフの自覚化」を挙げられましたが、その実践にもう一つ「自らの宗教性を問う」ことが挙げられるのではないかと思います。ＣＰＥ受講のために提出する申請書類の中にも、自らがこれまで歩んできた「生育歴」の記述と並んで、自らの拠り所としている宗教性に密接に関連する「スピリチュアルな成長や発達」を記述する課題があります。ＣＰＥでは自らのビリーフの自覚化と、自らの拠り所となる宗教性の深化との統合が「自分自身を知ること」に深く結びついていると経験できるように、プログラムがしっかりと組まれていることが分かります。

三　日本のスピリチュアルケア専門職教育に必要なもの

司会　瀬良先生から、「宗教性を問う」というお話が出ましたが、この「宗教性」という点に関し、小西先生から何かありますか？

小西　瀬良先生が話されていたように、アメリカのＣＰＥの場合、受講条件の一つに「何らかの伝統宗教を腰を据えて実践していること」があります。その背景の一つには、自分と異なる宗教的立場の人をケアするにしても、ケア提供者にある特定宗教についての一定の深さをもった経験がなければ、本当の意味で相手のそうした次元をケアしていくことはできない、という考え方があるように思います。日本のパスクでは、今のところこの宗教実践は条件となっていませんが、果たしてそれでよいのか、一考の余地があると思います。

司会　具体的には、そうした宗教性に関しては、どのような教育が考えられますか？

小西　実は、アメリカのＣＰＥ受講者の多くは――これは受講の前提条件にはなっていませんが――事前に神学系の大学院の修士課程を修了しています。私はそこでの教育内容が、一つの参考になるのではないかと思います。「神学教育」というと、ある特定宗教の教義についての教育をイメージされる方が多いかもしれません。確かに神学教育にはそうした側面もありますが、それに留まるものではありません。私自身も神学の大学院を修了していますが、そこでの経験は、様々な宗教や哲学、神学などをそれなりの深さにおいて学び、同時にそれらについての自分の考えを整理していくことを通じて、それまでの自分自身の人生経験に基づいた、いわば「自分自身の神学」を創っていくプロセスであったように思います。前述のようにスピリチュアルケアを実践するためには、まず自らのビリーフを自覚化することによって「価値判断なくあるがままに聴ける」ことが重要ですが、それだけでは他者の宗教性の次元に関わっていく専門職として不十分ではないかと思います。やはり人間存在や世界についての考えを深め、自分なりのものをしっかりと持っていないと、ケア対象者に適切に対応できないのではないかと思います。私は、特にチャプレンあるいはスピリチュアルケア専門職を志す人には、そうした教育が必要であるように思います。

司会　そうしたいわば宗教性に関するもの以外に、アメリカのＣＰＥを体験して、日本のＣＰＥにも何か必要と思われることはありますか？

小西　現在パスクでは一回の研修を一週間程度の期間で行っています。研修期間は短いですが、かなり濃密で質の高い研修が実現されていると思います。ただ、やはりある程度の研修期間があるからこそできることもあります。例えば、医療スタッフとの密接な連携や信頼関係の構築、そして医療スタッフに対するケアです。実際に専門職として働いていく上では、これらがとても重要になります。しかしこれらを一週間程度の研修で学び経験することは、非常に難しいと思います。ですから日本の研修の中で、そうした面をどのように含めていくのか、逆に研修期間が短いがゆえのメリットは何か、といったことについて考えていく必要があると思います。

司会　瀬良先生は、この点に関してどう思われますか？

瀬良　フルタイムで通年、もしくは、最低でも一単位三カ月間というのが一つの研修期間であるアメリカのＣＰＥに比べ、日本では長期の休みを取れない社会人の参加を前提として行っているパスクの研修では、その研修期間が短くならざるを得ないのが実情でしょう。この研修期間が短いということに関連するのですが、自分自身を見つめ深めていくという視点でアメリカのＣＰＥと日本のパスクの研修を比較すると、パスクの研修は短期間で濃密ではあるのですが、「体験学習」と「書く作業（知的な作業）」とを統合しながら「熟していくプロセス」を享受するという点ではアメリカでのＣＰＥに比べ不十分な傾向にあると思います。私の経験では、アメリカでのＣＰＥ研修期間中には、体験したことを、書くことでまとめたり、本を読んでその意味を確認したりしながら、何度もそれらを自分自身に統合していくというプロセスを歩みました。私は、その継続性のあるプロセスに大変意義深いものを感じていましたので、このことを意識したプログラムを国内においても作ることが望ましいと感じています。また小西先生が述べられているように、アメリカのＣＰＥでは神学系の大学院教育レベル、またはそれに準じるものが求められているのは事実だと思います。日本国内でも、興味があれば誰もが参加できるスピリチュアルケア研修と一線を画し、あくまでプロフェッショナルとしての専門職養成を意識する場合、自らの体験を統合していくという課題を継続して行っていくことを含んだプログラムは必須となるように思われます。

四　アメリカのＣＰＥを受ける人たちへ

司会　アメリカでＣＰＥを受けようとしている人たちに向けて、アドバイス、あるいはメッセージのようなものがありましたら、お願いします。

小西　一つはアメリカ文化自体から、スピリチュアルケアについて学んでほしいということです。「スピリチュアルケアとは何か」。これはもちろん一概に言えるものではありませんが、私はその本質の一つは、ケア対象者一人ひとりの経験、個性をかけがえのないものとして認識することにあると思います。ケア対象者の経験を聴く際も、その人のかけがえのない経験、個性に注目し、それを拾い上げて言葉にし、あるいは形にしていくことが重要なのではないかと思います。そうした観点から見た場合、一般的にアメリカ人は日本人よりも、互いの違いを尊重するやり方を心得ており、私達が学ぶべき点が多いように思います。私は文化論の専門家ではないので確かなことは言えませんが、それはアメリカが、様々な民族、文化、宗教の共存する国であるためではないかと思います。そうした環境の中では、絶えず自分自身の所属する文化やそのビリーフを相対化すると同時に、自身と異質のものに対しても、それを尊重していくことが求められるように思います。そうしたことについても是非学んで頂ければ、と思います。特に実際、そうした環境の中で生活していくわけですから、その必要性の切実さゆえに学習効率も高いと思います。また、アメリカ文化の中で生活していくこと自体が貴重な異文化経験ですので、それを全身で体感して頂ければと思います。

司会　瀬良先生は、この文化の違いに対する感受性という点に関してはいかがですか？

瀬良　研修中に「あなたの表現は合う人には良いけれど、合わない人にはうまくいかないよ」とSVに指摘されたことがあります。積極的に相手との関わりを結び付けていくコミュニケーションをとっていないということをＳＶから突きつけられたのです。それは、これまで私が大切にしてきた、私自身と人との関わり方を否定されたように感じる痛い経験でした。しかし、ＳＶの指摘は、それまで得意だと思っていた「相手の気持ちを察する」という私のコミュニケーションの姿勢が、私の対人関係におけるコミュニケーションをパターン化させていることに気づかせてくれたに留まらず、「察する」という私のコミュニケーションの姿勢に、実は相手にも「私のことを察して下さい」という隠れた願望が含まれていることにも気づかされました。察し合うという文脈がいつも働くわけではない文化的な違いを意識するに留まらず、その奥に潜む自分の願望が露わになる経験だったわけです。

研修期間中には、小西先生が述べられているように、自分の所属する文化や自分自身のビリーフを自覚し相対化していくプロセスから新たなコミュニケーションの姿勢を学んでいくのですが、同時に、患者やその家族、そしてグループメンバーとの間に、言語、文化、環境の違いを超えて確かに繋がったと感じられる経験、もしくは全てが包まれるように感じられる経験もしてきました。このような経験をしてきた私から、これからアメリカでＣＰＥを受ける人に伝えたいことは、とてもシンプルなものです。それは、ごまかしのない関わりをエンジョイしてください、そしてそこに光がありますように。

（二〇一〇年四月）

第10章　「触れる」とスピリチュアルケア

橋本富美子

一　はじめに

初めてスピリチュアルケアという言葉を聞いたのは、かれこれ二十年近く前、夫の駐在地アメリカのホスピスでボランティアとして患者さんにマッサージをしていた時でした。チャプレンから「君のマッサージはスピリチュアルケアだよ」と言われたのです。この言葉は大切な事として深く心に残りました。臨床牧会教育（以下、ＣＰＥ）の学びは、日本に帰国しCPE研修の存在を知ってからになります。本章は先ず、事例を紹介し、ＣＰＥの視点でスピリチュアルケアを考え、マッサージの心身への働き、ＣＰＥとタオ療法（マッサージの基本）の共通点、アンケート結果やコメントから「触れる」ことによる患者さんへの影響を考えます。

二　Yさんとの出会い

緩和ケア病棟で二カ月ほど前からマッサージで関わっている八五歳のYさんは、がん治療中の気管切開の為、彼からの意思表示はジェスチャー又は筆談によるものでした。（プライバシー保護の為、細部を変更しています）。

ある時ナースからYさんが待っていると言われ部屋に伺いました。いつものようにマッサージを足から始め、二―三呼吸した時にYさん筆談したいとのジェスチャー。こんなこと初めてで、マッサージ圧が強すぎるのかと一瞬ドキッとしました。

「女房はイヤ言うし、娘は下手。ナースには頼めない。君はどうしてこんなに上手いのですか」と時間をかけて書きます。このような質問のとき何時もは「長年やっているんです」と答えるのですが、これでは今のYさんへの答えにはならないと思い、長くなりましたがアメリカの在宅ホスピスでマッサージをするに至った経緯を話しました。

果たしてこんな事をYさんは聞きたかったのだろうかと内心思いながら話していました。熱心に私の話を聞いていたYさん何か書くようなジェスチャーをします。ベッドで横向きになりペンを持ち、考え考え、一字一字文字を、言葉を、巨大な倉庫から大切な物を懸命に探しだすようにして、ふるえる手で苦労して書きます。その様子はYさんがいのちを振り絞っているようで、私は見ているのがハラハラで辛くて苦しい思いでした。

「ホスピスの考えを抱いている人の手の動きは全く違う」と書かれています。軽いコメントを予想していましたので、このコメントには驚きました。私はYさんのホスピス観を知りたいのですが、尋ねて筆談をお願いする訳にはいきません。絶対に。Yさんのホスピス観には期待こそあれマイナスイメージはないと感じましたので、「そうですか、嬉しいです。ありがとうございます」と。それに対してYさん「礼を言わんならんのはこっち。今になって生きていて良かったとしみじみ思います。さかさま事ですが」と。「生きていて良かった」と思ってくれている。私は胸がジーンと熱くなり「それは嬉しいです」と思わず返しました。

「私いま八五歳。母は五七歳、父は五五歳で亡くなりました。両親はロクに日本にいませんでした。中国、昔の満州。日本は外国です」と震える手で。Yさんの子供から青年の時代でしょうか。あの戦中戦後の混乱期をどのように乗り越えられたのでしょうか。親不在の寂しさや、悲しさ、怒りはなかったのでしょうか。いろんな思いが私の心にワーッと押し寄せて来ました。尋ねたいけれど尋ねられません。Yさんの筆談の大変さへの遠慮もありますが、加えて失礼な質問になるのでは……との心配もあります。胸いっぱいの思いを伝えたいのに言葉がありません。「ああ昔の満州、シナ事変より前ですか」こんな陳腐なバカみたいな言葉しか出て来ないのです。Yさん頷き「大学は二つ行きました。ホスピスに来た訳はそこ。命がけで生きて来ました」と。これまたどのように考えたら良いのでしょか。「はい」と言ったものの後が続かず長い沈黙。「命がけ」という重い言葉がのしかかって来ます。言葉がありません。

しばらくして「よく八五まで生きてきたものだとしみじみ思います、今にしては。貴女を見ると私を見る思いです」と。「エッ　Yさんは、私を見ているとご自身を見ているように感じられるのですか」。Yさん頷く。なんということ。私を見ると自分を見る思いがするというYさんは、命がけで生きて来られている。私は命がけで生きているのか。……おまえは命がけで生きているのか……。

マッサージしながら、Yさんの今の言葉が頭の中を占領しそうになるのを懸命に振り払い、Yさんの言葉の数々をどう繋げ、彼の人生を私の言葉で伝えたら良いのか必死で考えました。「ご両親とは余り一緒に過ごす時がなかった。二つの大学を卒業し、命がけで生きて来られ、今八五歳。人生を終える処としてホスピスを選ばれている」……。

「自分とは。こんな自分に何が出来るのだろうか。どう生きるべきなのか。人生の目的は。両親は人生をどのように過ごし、息子の自分にどんな期待をしていたのだろうか。こんな事をずっと考え探し続けて、命がけで生きて来られた。そしてホスピスには何か答えがあるのではないかと思われてここに来て、いま生きていて良かったと思っておられる……」。Yさんは遠くを見る目で、「うん、うん、その通り」という風に頷く。私に命がけで生きている実感がないので、「私を見るとご自分を見る思いがするのですね」とはとても言えません……。

でも、もしかして私も必死で生きているのだろうか。思いもよらない自分の姿を指摘されたようで、狼狽している自分が居ます……。

はっと我に返りました。考え事に夢中で、心の伴わないマッサージを続けていました。気持ちを切り替え最後の仕上げ。Yさんの踵を両掌でつつんでそーっと持ち上げ、体の裏筋、思いの詰まった胸の後ろ側もスーと伸びるイメージで静かに引っぱります。Yさんが雲の上にふんわり横たわっているイメージが湧いたので「はい、おしまいです」。Yさん指で輪を作り「よかった。ありがとう」のジェスチャー。そしてお互いの人生に深く触れあえた喜びの握手をし部屋を出ました。

三　スピリチュアルケア　ＣＰＥの視点から

これは三年前スピリチュアルケアについて学び始めた頃の会話記録検討会に提出したものを基に、文章化したものです。Ｙさんについて多くを知りたいが、筆談でいのちを振り絞っておられる様なＹさんを見ているのが辛く、苦しく、とても質問など出来ませんでした。

この時のグループメンバーからは、私がフリーズして質問出来ないため情報が乏しくて、場面がイメージ出来にくいと言われました。又なぜ質問を躊躇するのかと、スーパーバイザー（ＣＰＥの指導者、以下ＳＶ）に深く理由を尋ねられる対峙を受けましたが、メンバーの前で深く自分と向き合う勇気がなくていたたまれず、早くセッションが終わって欲しかったのを覚えています。

Ｙさんとのプロセスを、ＣＰＥの視点から見るとどうなるのでしょうか。

米国ＣＰＥでのＳＶ経験を踏まえ、日本的ＣＰＥプログラムを実施する伊藤高章氏は『スピリチュアルケアの理解を深める』（日本ホスピス・在宅ケア研究会　スピリチュアルケア部会編）の中で同氏の「米国臨床牧会教育におけるスーパービジョンの焦点」で次のように述べています。

ＣＰＥ研修の場でのスピリチュアルケアは「危機」に直面する援助対象者を「扱う」ケアではない。対象者との出会いを援助者が自らの「危機」として受け止める感受性を持ち、自らの課題とそれに伴う心の揺れ（スピリチュアリティの揺らぎ）に自覚的に関わりつつ、対象者の「危機」への取り組みに同伴する、

Compassion（com《共に》＋passion《苦しむ》）に基づくケアのプロセスが問題とされる。この援助対象者と援助者の内的なプロセスの平行性という前提こそが、ＣＰＥ理解の鍵なのである。

Yさんとのプロセス中、少なくとも三回の私の「危機」がありました。最初はYさんに、マッサージをするに至った経緯を話した時。次はYさんの筆談の大変さを見て、私の方からは絶対筆談を頼む事はしまい、と決心した時。「危機」に圧倒され呑み込まれ、フリーズしている私が居ました。そして「あなたを見ると自分を見る思いがする」と言われた時。頭の中がこの事に占領されそうになっているのを、やっとの思いで押しのけています。後の二回は「危機」の自覚には程遠い状態です。

Yさんにもいくつかの「危機」がありました。筆談は大きな「危機」ですし、「ホスピスに来た訳はそこ」も、そして私がフリーズして質問できなくなった事もYさんを「危機」に陥れています。

このようにYさんも私も内なる「危機」に遭遇し、内的に揺れ動く時間を共有すると言う「内的なプロセスの平行性」に身を置き、新たな自分の出現、いのち・スピリチュアリティの深まりを十分といえないまでも経験していたと言えます。

Yさんとのプロセスを、ケア関係の反転の見地で考えてみたいと思います。

私はYさんに尋ねられ、ライフストーリーを話し、マッサージ圧にホスピスの精神を感じると言われました。そして「自分を見る思いです」と言われ、人生に何かを求め続けている自分の姿に気付かせてもらいました。夢中で関わっていた私は、知らぬ間にこのようにYさんにスピリチュアルケアされていたのです。ケアしているつもりが、反対にケアされていたと言う事なのです。

臨床哲学を試みる鷲田清一氏は『〈弱さ〉のちから』でケア関係の反転を次のように語っています

〔中略〕ケアにあたる人が、ケアを必要としているひとに逆により深くケアされ返すと言う反転が。〔中略〕より強いとされる者がより弱いとされる者に深くケアされると言う事がケアの場面では常に起こるのである。

そして鷲田氏は、同書で鶴見俊輔氏がケアの場の人間関係について考察する際に用いたジャコメッティ氏の言葉「偉大な冒険とは、同じ顔の中に、日ごと見知らぬ者が現れるのを見ることだ」を引いて、ケア関係反転の当事者達のいのち・スピリチュアリティの深まりを言おうとしているようです。いのちといのちの出会いの場、真剣勝負の場ともいえるスピリチュアルケアの場は、「偉大な冒険」の場ともいえます。そこでは関係の上下はなくなり、より深まった内的自己やいのち・スピリチュアリティの深まりが、自分の中の見知らぬ者、新たな自分が出現して来ます。Yさんと私はそんな場で新たな自分、いのち・スピリチュアリティの深まりを経験していたと考えられます。

マッサージで患者さんにケアをすると言う姿勢、ともすれば患者さんを快の状態にしようとする姿勢そのものが、ケアを与える人として、患者さんの上に立っています。その位置に慣れ親しんでいる私にとって、ケア関係の反転と言う視点は、大変重要です。マッサージの場合、同じ位置と言うより、それより更に半歩下がった位の位置に常に身を置くのが丁度良いのかもしれません。

伊藤氏は「ＣＰＥの教育目標は研修生自身に備わっている「個」としての「権威」の自覚である。これこそがＣＰＥの目指すスピリチュアルケアなのである」（伊藤 前掲書）と言っています。この事は人生を真剣に歩むあらゆる場で、いのち・スピリチュアリティを深めてゆく大切さに繋がるのではないでしょうか。その為に「危機」や「ケア関係の反転」をも自覚しながら相手と関わっていくプロセスを避けず、大切にする事だと思われます。

四　マッサージの心身への働き

チャプレンから「マッサージはスピリチュアルケアだ」と言われたのですが、ケアの心で相手の体に触れる事で、なぜ肉体のみならず、心そして、もっと深い、いのち・スピリチュアルな部分まで癒されるのかと。その訳が知りたく、脳科学的に証明されたものはないだろうかと、随分探しました。

「心身一如」を基盤とする東洋医学には多くの分野がありますが、それらに共通したキーワードは「気の働き」です。「気」を科学的に測定する試みはありますが、現在では難しいとする意見が多いようです。この目にも見えない、科学的に測定も難しい、しかし感じる事は出来る「気」が中心概念のひとつである、僧侶でもある遠藤喨及氏の「タオ療法」が私のマッサージの基本となっています。

「タオ療法」には経絡指圧を編み出した増永静人氏の「禅指圧」の内容に加え、「道教」・「気」そして、心の深層を極めようとする「仏教の瞑想法」などが含まれています。

「タオ療法」では、人はこの目に見える現実の物質的な肉体だけの存在ではなく、霊妙な「気」に包まれた大切な存在であり、人と人はその「気」で繋がっている。人は、この大宇宙に存在する小宇宙。その小宇宙の中心、いのち・スピリチュアルな処へ、共感の「気」を、切実なまでの心で手の圧を通して届け続けようとする事（『気心道』）。この相手を切実なまでに想う心、共感の「気」を込めた暖かい持続圧は、大脳辺縁系に達し、自律神経を調整し、副交感神経優位の状態に導き、リラックスをもたらし、体内の諸機能を向上させると言っています（『決定版　タオ指圧入門』）。

この事について心理臨床家の濱野清志氏は『覚醒する心体』のなかで、触れることについての増永氏の実践を次のように述べています。

増永は〔中略〕指圧によって生まれる自己治癒力は、外からそれと特定して引き出すようなものではなく、圧を加えてしばらく接しつづける中で、判別性の感覚〔知的精神活動、大脳新皮質の働き〕が消えていき、生体に本来そなわった原始感覚〔基本的生命活動、大脳辺縁系の働き〕が響き合いはじめ、生体の内側から生きようとする実感が生まれてくる、というのである。この原始感覚への注目は、身体のもつ内的権威に着目した優れた実践と理論である。〔中略〕触れられた本人のなかで何かが動きだし、その人なりのものが生まれてくるためには、触れかたに非常に繊細な感受性が求められる。そこに、クライエント自身の内的権威を育てる可能性も存しているのだ。（〔　〕内筆者注記）

触れる事で肉体が充分リラックスすると、人としての全体性が回復し、「危機」の中で固く身動きが取れなかった「自分」と言う意識が作っている強いバリアが緩み、苦悩を抱えながらも、自らの内面を見つめる余裕が生まれます。そして自分自身を支えているものを再確認し、「危機」を脱出する方法や生きる意味を再発見する作業が無意識下で行われ、いのち・スピリチュアリティが深まり、内的権威の自覚によって、それまでの自分の在り様では立ち行かなくなっている縛りから自由になれるのだと考えます。

濱野氏は心理臨床の場の「言葉」も、手で触れるのと同様に、相手の心に深く触れている事を忘れてはならないと言っています。ＣＰＥに於いても同じと言えます。

五　「ＣＰＥ」と「タオ療法」

マッサージの持続圧には、その人の在りようそのものが実にはっきり表れ、相手に伝わります。「タオ療法」では施術者の心の状態を一番重視しておりその為に、自己を深く見つめる仏教の念仏や瞑想、又コミュニケーション・トレーニング、気感の養いが行われます。

「ＣＰＥ」の研修でも各自の課題があらわになるようプログラムされており、深く自分の内面、感情を見つめ、自己開示し、自己受容に至るプロセスがグループメンバーとの関わりのなかで進みます。そこに精神的強靭さが求められる場合もありますが、自分の課題がクリア出来た時には、確実に自己の成長即ち、いのち・スピリチュアリティの深まりが実感出来、生きるのが楽になります。そしてメンバーに対する深い信頼感、いとおしさなどの感覚に満たされます。メンバーによるスピリチュアルケアが実現したのです。

深く自分の感情にアクセスしていた研修を終え、再び患者さんに触れる時は、どんな圧になるかとても楽しみです。それまで感じられなかった繊細な感覚を覚えたり、患者さんのコメントで研修の成果を確認しています。「CPE」も「タオ療法」も新しい自分に出会う体験学習の場と言えます。

六　患者さんへの影響

このようなマッサージは患者さんにどのような影響を及ぼしているのでしょうか。

数年来関わっている病棟の医師やナースなどスタッフに、マッサージがどのような影響を患者さんに与えているるか、直感で答えてもらうアンケートを実施しました。

回答からはリラックスし、痛み・しびれ・だるさなどの不快な症状が緩和されると、気持ちに余裕が生まれ、自分の心の内を見つめ周りを気遣い、人生を語る患者さんの姿が見えて来ました。

添えられたコメントには、「圧が強すぎるのではないか」との意見もありましたが、「身体に触れられる事でこころも体もほぐされ、医療スタッフにはしない話をしたりして、スピリチュアルな面でもケアされていると思う」「最後まで寄り添う人の存在をマッサージで感じておられる」等。

又患者さんよりスタッフや私に告げられた、心の内面を現わしていると思われるコメントには次のようなものがあります。

「人の為に何もやってこなかった。今からでも何かやりたい」。「この自分でも不思議なのだが、最初、自分の事をしっかり反省しないといけない様な殊勝な気持ちになり、人生観が変わり、家族関係が良くなり、今は自分らしく胸を張って逝きたいと思っているので見ていて欲しい」と。また「とても気持ち良い。これを天国っていうのかな……」と言った数日後「死ぬのは仕方がないと諦めの気持ちだったが、最近では、それならそれで生きてみようじゃないかと思うようになっている」と。この二人の患者さんは、まさしく内的権威、いのち・スピリチュアリティを強く自覚されているのだと感じました。そして「宗教的シンボルが現れた」と語る信仰の深い患者さん達。又「あの痛みが嘘のように無くなった。痛みが強ければ強いほど、マッサージが気持ち良い。とても不思議」と言った患者さんは、ある種の変性意識状態（アーノルド・ミンデル『身体症状に〈宇宙の声〉を聴く』）であったのかも知れません。この時私は全身全霊祈りの心で触れていましたが、ふと、なんと傲慢な、こんな自分の祈り位でと、その自分の存在が恥ずかしく、居たたまれなくなり、意識も感覚も自分を包んでいる大きなものに委ね、空になっていました。この時自分の内的「危機」を越える経験をしていたのかも知れません。

このように触れられる事でとても深い経験をし、「死」を目前にしながらも内的成長、いのち・スピリチュアリティの深まりを続けている患者さんの姿が見られます。

しかしこのような患者さんの変化は、マッサージだけのかかわりによって、起こったのだと言う事は出来ません。私はケアチームの一員で、マッサージは変化の一助であったという事を忘れてはならないと思っています。

七　おわりに

スピリチュアルケア、その最初の一歩は、目の前の苦しんでいる患者さんの姿に心が動き、ふと漏らす言葉に耳を傾ける事から始まります。ケア関係を越え、「危機」にある患者さんに、自分の内面にアクセスしながら、勇気を持って真摯に、ていねいに「言葉」で向き合い、「手で触れ」続ければ、お互い新たな自分や、より深まったいのち＝スピリチュアリティへの気付きに至り、スピリチュアルケアがなされています。スピリチュアルケアは人としての成長の機会と言えるのではないかと考えます。

【参考文献】


アーノルド・ミンデル『身体症状に〈宇宙の声〉を聴く』日本教文社、二〇〇六年。

遠藤喨及『気心道』だいわ文庫、二〇〇七年。

遠藤喨及『決定版　タオ指圧入門』講談社＋α文庫、二〇〇九年。

日本ホスピス・在宅ケア研究会　スピリチュアルケア部会編『スピリチュアルケアの理解を深める』日本ホスピス・在宅ケア研究会、二〇〇四年。

濱野清志『覚醒する心体』新曜社、二〇〇八年。
増永静人『経絡と指圧』医道の日本社、一九九九年。
湯浅泰雄『気とは何か』日本放送協会、一九九一年。
鷲田清一『〈弱さ〉のちから』講談社、二〇〇一年。

【著者紹介】

執筆順（※は編者）

①生年月日 ②現職 ③専門領域 ④学歴 ⑤学位 ⑥社会的役職 ⑦著書、訳書 ⑧資格 ⑨過去の職歴など

窪寺俊之（くぼてら　としゆき）※

①一九三九年生まれ。②兵庫大学大学院特任教授。③スピリチュアルケア学、牧会カウンセリング、死生学。④エモリー大学神学部卒（M.Div.）、コロンビア神学校大学院卒（Th.M.）。⑤博士（人間科学、大阪大学）⑥日本スピリチュアルケア学会理事、日本臨床死生学会理事。⑦『スピリチュアルケア入門』『スピリチュアルケア学序説』『スピリチュアルケア学概説』三輪書店『スピリチュアルケア研究』聖学院大学出版会『死とスピリチュアルケア論考』関西学院大学出版会。⑨関西学院大学神学部元教授、聖学院大学大学院元教授。

西垣二一（にしがき　つぎかず）

①一九二八年生まれ。②引退牧師。③牧会カウンセリング、キリスト教教育。④関西学院大学神学部大学院修了、ボストン大学神学部（STM）　バンダビルド大学大学院（D. Min）。⑤ドクター　オブ　ミニストリー。⑦『牧会カウンセリングをめぐる諸問題』キリスト新聞社、S・ヒルトナー著『牧会カウンセリング』日本基督教団出版局（訳書）、H・ナウエン著『傷ついた癒し人』日本基督教団出版局（訳書）。⑨聖和大学学長、広島女学院大学学長、院長、理事長、神戸栄光教会代務者。

伊藤高章（いとう　たかあき）※

①一九五六年生まれ。②上智大学大学院実践宗教学研究科教授、北里大学医学部客員教授。③臨床スピリチュアルケア、スピリチュアルケア人材養成。④国際基督教大学大学院比較文化研究科（文学修士）、聖公会太平洋神学校（M.Div.）。

⑥日本スピリチュアルケア学会代議員、日本自殺予防学会評議員、消費者庁消費者安全調査委員会専門委員。⑦『スピリチュアルケアを語る』『続・スピリチュアルケアを語る』関西学院大学出版会、『対話・コミュニケーションから学ぶスピリチュアルケア——ことばと物語からの実践』診断と治療社（共編著）、鎌田東二編『講座スピリチュアル学第1巻 スピリチュアルケア』ビイング・ネット・プレス（共著）、Kashio, N & Becker, C (eds.) Spirituality as a Way: The Wisdom of Japan. Trans Pacific Press（共著）。⑨スタンフォード大学病院臨床牧会教育プログラム客員スーパーバイザー（二〇〇二—〇三年）。

谷山洋三（たにやま　ようぞう）※

①一九七二年生まれ。②東北大学大学院文学研究科教授。③臨床死生学、実践宗教学。④東北大学大学院文学研究科博士課程修了。⑤博士（文学、東北大学）。⑥日本臨床宗教師会事務局長、日本スピリチュアルケア学会理事、日本仏教看護・ビハーラ学会理事。⑦『仏教とスピリチュアルケア』東方出版、『スピリチュアルケアを語る』『続・スピリチュアルケアを語る』関西学院大学出版会、『医療者と宗教者のためのスピリチュアルケア　臨床宗教師の視点から』中外医学社。⑧認定臨床宗教師、指導スピリチュアルケア師。⑨元・長岡西病院ビハーラ僧。

山本佳世子（やまもと　かよこ）

①一九八一年生まれ。②天理医療大学准教授。③死生学、生と死の教育、スピリチュアルケア。④京都大学大学院人間・環境学研究科博士課程修了。⑤博士（人間・環境学、京都大学）。⑦『愛する者の死とどう向き合うか』晃洋書房（訳）、『どう生き どう死ぬか』弓箭書院（共著）、『いのち・教育・スピリチュアリティ』大正大学（共著）。⑧指導スピリチュアルケア師。

申　英子（しん　よんじゃ）

①一九四一年生まれ。②日本基督教団西九条ハニル教会牧師、日本コイノニア福祉会カウンセラー。③臨床スピリチュアルケア、心理療法。④東京神学大学大学院博士課程前期終了。⑤神学修士（聖書神学）。⑥日本基督教団大阪教区「心なごむ会」世話人、臨床スピリチュアルケア協会 代表代行。⑦『女性と宗教の近代史』三一書房（共著）、『総説現代神学』日本基督教団出版局（共著）、『闇から光へ――同化政策と闘った指紋押捺拒否裁判』社会評論社（共著）。⑧認定臨床宗教師、指導スピリチュアルケア師、心理療法士（米国&日本ハコミ研究所）、ＭＯＡ岡田式浄化療法３級士。

岩井未来（いわい　みくる）

①一九七五年生まれ。②社会福祉法人石井記念愛染園附属愛染橋病院チャプレン、臨床心理士、神戸大学非常勤講師。③臨床心理学、グリーフケア。④北海道医療大学看護福祉学部卒業、兵庫教育大学大学院学校教育研究科臨床心理学コース修士課程修了、龍谷大学文学研究科博士後期課程満期依願退学。⑤看護学学士、文学修士、教育学修士。⑥日本スピリチュアルケア学会代議員、臨床スピリチュアルケア協会副代表、一般社団法人スピリチュアルケア在宅臨床センター理事。⑦『龍谷大学人間科学宗教ＯＲＣ研究叢書４　死と愛――いのちへの深い理解を求めて』、『龍谷大学人間科学宗教ＯＲＣ　仏教社会福祉のゆくえ』。⑧看護師、保健師、浄土真宗本願寺派僧侶、臨床心理士、公認心理師、指導スピリチュアルケア師。⑨日本バプテスト病院看護師、あそかビハーラ病院ボランティアコーディネーター。

出口尚弘（でぐち　なおひろ）

①一九四四年生まれ。③スピリチュアルケア学。④同志社大学法学部法律学科卒、関西学院大学神学部三年次編入、関西学院大学大学院神学研究科博士課程前期課程終了。⑤法学学士、神学修士。⑥米国ハワイ州でＣＰＥ（臨床牧会実習）の在住者実習（一年間）。⑨製薬会社で三六年間勤務。

小西達也（こにし　たつや）

①一九六七年生まれ。②武蔵野大学 教養教育部会 教授。③スピリチュアルケア学、スピリチュアリティ論。④早稲田大学大学院理工学研究科卒業（M.E.）、ハーバード大学神学部大学院卒業（M.T.S.）。⑤修士（工学、早稲田大学）、修士（神学、ハーバード大学）。⑥日本臨床宗教師会理事、日本仏教看護・ビハーラ学会監事、日本臨床死生学会評議員。⑦Ian Olver編『A Handbook of Cancer Supportive Medicine and Survivorship』Springer（共著）、谷山洋三編『仏教とスピリチュアルケア』東方出版（共著）、日立総合計画研究所編『グローバル競争に勝つ地域経営』東洋経済新報社（共著）。⑧CPE 4 Units修了。⑨（株）日立総合計画研究所 研究員、東札幌病院 チャプレン、爽秋会 岡部医院 チャプレン。

瀬良信勝（せら　のぶかつ）

①一九七二年生まれ。②亀田総合病院 緩和ケア室 チャプレン、亀田医療大学非常勤講師、東京理科大学薬学部非常勤講師。③グリーフケア、スピリチュアルケア。④関西学院大学法学部卒、関西大学大学院法学研究科博士課程前期課程修了。⑤修士（公法学、関西大学）。⑦『死から見る生』佼成出版社（共著）、『仏教とスピリチュアルケア』東方出版（共著）『対話・コミュニケーションから学ぶスピリチュアルケア――ことばと物語からの実践』診断と治療社（共著）。⑧真宗大谷派教師、CPE 4 Units修了、指導スピリチュアルケア師、公認心理師。

橋本富美子（はしもと　ふみこ）

①九四一年生まれ。②コイノニア福祉会カウンセラー、阪和第2泉北病院緩和ケア病棟（ボランティア）。③スピリチュアルケア、スピリチュアルケア人材養成、気功指圧。④日本女子大学家政学部卒、セントラル・ピドモント・コミュニテイ・カレッジ卒。⑤学士（家政学）。⑥臨床スピリチュアルケア協会副代表。⑧指導スピリチュアルケア師。⑨ホスピス　アット　シャーロット（米国）ボランティア、堺市立総合医療センタースピリチュアルケア要員、耳原総合病院緩和ケア病棟ボランティア、上智大学グリーフケア研究所非常勤講師。

スピリチュアルケアを語る　第三集
臨床的教育法の試み（オンデマンド版）

2010年9月25日初版第一刷発行
2021年6月25日オンデマンド版発行

編著者　窪寺俊之・伊藤高章・谷山洋三

発行者　田村和彦
発行所　関西学院大学出版会
所在地　〒662-0891
兵庫県西宮市上ケ原一番町1-155
電　話　0798-53-7002

印　刷　㈱デジタルパブリッシングサービス

Printed in Japan by Kwansei Gakuin University Press
ISBN 978-4-86283-322-8